腹腔镜消化系统手术

胆道、胰腺

主审
（日）北野正刚
大分大学校长

主编
（日）山下裕一
福冈大学医学部消化器外科教授

主译
戴朝六　　赵阳

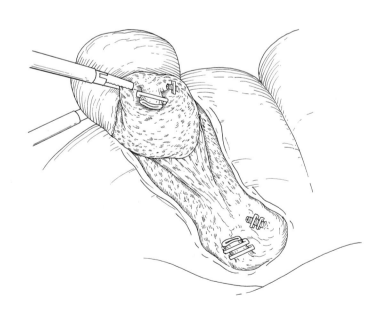

北方联合出版传媒（集团）股份有限公司
辽宁科学技术出版社
·沈 阳·

FUKUKUUKYOUKA SHOUKAKI GEKA SHUJUTSU HYOUJUN
SHUGI SERIES 3
TANDOU SUIZOU
© YUICHI YAMASHITA 2015
Originally published in Japan in 2015 and all rights reserved by
MEDICAL VIEW CO., LTD.
Chinese (Simplified Character only) translation rights arranged through
TOHAN CORPORATION, TOKYO.

© 2023辽宁科学技术出版社
著作权合同登记号：第06-2018-377号

图书在版编目（CIP）数据

腹腔镜消化系统手术：胆道、胰腺／（日）山下裕一
主编；戴朝六，赵阳主译．—沈阳：辽宁科学技术出版
社，2023.4
ISBN 978-7-5591-2861-4

Ⅰ．①腹…　Ⅱ．①山…　②戴…　③赵…　Ⅲ．①胆
道疾病—腹腔镜检—外科手术　②胰腺疾病—腹腔镜
检—外科手术　Ⅳ．①R656.05

中国版本图书馆CIP数据核字（2022）第257578号

出版发行：辽宁科学技术出版社
　　　　　　（地址：沈阳市和平区十一纬路25号　邮编：110003）
印　刷　者：辽宁新华印务有限公司
经　销　者：各地新华书店
幅面尺寸：210 mm × 285 mm
印　　张：10
附　　件：4
字　　数：260千字
出版时间：2023年4月第1版
印刷时间：2023年4月第1次印刷
责任编辑：凌　敏
封面设计：刘　彬
版式设计：袁　舒
责任校对：黄跃成

书　　号：ISBN 978-7-5591-2861-4
定　　价：128.00元

投稿热线：024-23284363
邮购热线：024-23284502
邮　　箱：lingmin19@163.com
http://www.lnkj.com.cn

卷首语

腹腔镜手术于1990年引入日本。我最开始接触腹腔镜胆囊切除术的时候，还是"大咖医生喜欢大切口"的年代，当时心中就预感到微创手术的新时代即将到来，心情也有所触动。

在此之后的25年里，在很多外科医生的刻苦钻研下，腹腔镜手术得到了快速健全的发展。其中，日本内镜外科学会（JSES）功绩颇丰：为掌握现状做了全国问卷调查，为提高手术技术举办了"教育课程"和"缝合、结扎手技学习班"，以及为培养指导者设立了"技术认定医制度"；在各脏器的研究协会和各地方的研究协会的支持下，开展了大范围的推广事业。

另一方面，由胆囊切除术开始的腹腔镜手术，其适应证也在逐渐扩大，相关的手术也在日本开展起来，不局限于良性疾病，还开发了许多针对恶性疾病的手术。同时，进一步对手术进行标准化，并加以改良，许多术式已经成为被社会广泛认可的标准术式。

"腹腔镜消化系统手术"丛书（全4卷）是符合当今时代的系列丛书，应该说是汇聚了过去25年间腹腔镜外科医生努力的集大成作品。其中，拜托了在消化道外科领域中，作为腹腔镜手术领导者的4名教授，即北川雄光教授（庆应义塾大学）、坂井义治教授（京都大学）、山下裕一教授（福冈大学）、若林刚教授（岩手医科大学），担任了各卷的主编，由现在活跃在临床一线的医生执笔写作。因此，无论哪一卷，都选出来了最优秀的执笔者，可以自信地说，我们编纂出来一套独一无二的、兼顾实用性和教育性的手术丛书。借此，对主编和执笔的各位专家，致以崇高的敬意与感谢。

手术由游离、切除、止血、缝合、吻合等基础操作构成。为了能确切实施上述操作，要求足够的解剖学知识和精心的操作。而在腹腔镜手术中，要求在放大的视野之下，用长的钳子和能量器械完成这些操作。如果通过本系列丛书，读者能充分体会各位专家在腹腔镜消化系统外科手术中标准手术的精心操作，本系列丛书能成为实施微创手术的一个助力的话，编者实乃有幸。

最后，向出版如此精彩的手术丛书的 MEDICAL VIEW 出版社及其负责人吉田富生先生和宫泽进先生表示由衷的感谢。

主审　**北野正刚**

（大分大学校长）

平成二十七年二月（2015年2月）

序

日本的腔镜外科手术是以 1990 年腹腔镜下胆囊切除术为开端的。最初，只是针对没有急性炎症的胆囊切除术，而急性胆囊炎是在适应证以外的。随着外科医生手术技术的熟练、腔镜外科手术用的工具和器械的精良改善以及视频设备的进步等各种各样的因素的发展，急性胆囊炎也很快成为腹腔镜手术的适应证。与此同时，肺、胃和大肠的疾病也扩展为手术对象，手术适应证从这些部位的良性疾病开始，逐步扩展为早期癌甚至进展期癌。目前，腹腔镜手术的适应证正加速扩展至肝脏、胰腺等实质脏器的外科手术范围。

近 25 年的腔镜外科手术推广很大程度上促进了外科手术的国际化。这种国际化已经成为不可阻挡的趋势。日本的外科医生们在今后的外科发展中，也面临激烈的国际竞争，因此要做好迎接这个大发展的准备。在开腹、开胸手术时代，日本对恶性肿瘤根治性淋巴结清扫做出了很好的开拓，并且向世界展示了非常好的成绩。现在，世界各国的外科医生正在竭尽全力地进行腔镜外科手术的临床研究。在今后的腔镜手术时代，年轻一代医生肩负着外科学的重任，以使日本的外科学能在世界舞台上具有发言权，因此将技术传承下去是十分重要的。

对于年轻外科医生来说，外科学教科书非常重要；并且，能学习到优秀外科医生的手术技术和理念的手术书籍，对于外科医生来说也是切实的东西。在这个时代，不要陷入自我认知的手术流派当中，更重要的是要学习标准手术方法。本书正是属于后者的手术参考书。这本《腹腔镜消化系统手术：胆道、胰腺》，内容涵盖了胆道和胰腺良性疾病的 10 种术式，还加入了恶性疾病的 2 种术式，每种术式由专家执笔编写，而这些专家都是各自术式的引领者。

之后的 10 年里，我想胆道和胰腺的腹腔镜手术的适应证会进一步扩大。并且随着新器械和技术以及新的手术概念的引入，展示出与开腹手术同等治疗效果的时代将会到来。本书正是作为先驱的一本书。各位读者，一定要在术前一天参考这本书，在脑海中将第二天的手术模拟一遍，然后在术后再认证一遍；如果能这般利用这本书的话，作为作者的各位编者将不甚欣喜。

山下裕一

作者名単

● 主审

北野正刚　　大分大学校长

● 主编

山下裕一　　福冈大学医学部消化器外科教授

● 参编者（按编写顺序）

山下裕一　福冈大学医学部消化器外科教授

乘富智明　福冈大学医学部消化器外科准教授

铃木宪次　富士宫市立病院外科科长

奥村拓也　富士宫市立病院外科科长

木村泰三　富士宫市立病院名誉院长

松村直树　东北劳灾病院外科副部长

德村弘实　东北劳灾病院外科部长／副院长

大塚隆生　九州大学大学院医学研究院临床·肿疡外科

高畑俊一　九州大学大学院医学研究院临床·肿疡外科讲师

田中雅夫　九州大学大学院医学研究院临床·肿疡外科教授

黑木　保　长崎大学大学院医齿药学总合研究科移植·消化器外科准教授

北里　周　长崎大学大学院医齿药学总合研究科移植·消化器外科

江口　晋　长崎大学大学院医齿药学总合研究科移植·消化器外科教授

中岛　洋　川崎医科大学消化器外科讲师

安藤阳平　川崎医科大学消化器外科

中村雅史　川崎医科大学消化器外科主任教授

松下　晃　日本医科大学消化器外科

中村庆春　日本医科大学消化器外科准教授

内田英二　日本医科大学消化器外科主任教授

森　俊幸　杏林大学医学部消化器·一般外科教授

铃木　裕　杏林大学医学部消化器·一般外科讲师

横山政明　杏林大学医学部消化器·一般外科

中里徹矢　杏林大学医学部消化器·一般外科

杉山政则　杏林大学医学部消化器·一般外科教授

森川孝则　东北大学大学院医学系研究科消化器外科学讲师

内藤　刚　东北大学大学院医学系研究科消化器外科学准教授

海野伦明　东北大学大学院医学系研究科消化器外科学教授

太田正之　大分大学医学部消化器·小儿外科准教授

矢田一宏　大分大学医学部消化器·小儿外科

北野正刚　大分大学校长

译者名单

● 主译

戴朝六　赵阳

● 副主译

贾昌俊　徐　锋

● 译者（按拼音顺序排序）

崔　凯　戴朝六　丁宏达　杜　健　冯含昕
关国欣　贾昌俊　金添强　鞠俊杰　李　春
李　瑞　马铭秀　史　健　苏　洋　徐　锋
万　毅　杨纯博　阎　龙　赵　闯　赵　亮
赵　阳　周天伊　朱　兴

目 录

第 1 章　良性疾病　　1

第 1 节　腹腔镜胆囊切除术（普通）　　2

第 2 节　腹腔镜胆囊切除术（重度炎症病例）　　19

第 3 节　腹腔镜下胆总管探查取石术　　28

第 4 节　先天性胆道扩张症的手术　　45

第 5 节　腹腔镜下保留脾脏的胰体尾切除术（Warshaw 手术）　　57

第 6 节　腹腔镜下保留脾脏的胰体尾切除术（保留脾动静脉）　　64

第 7 节　腹腔镜下胰腺肿瘤核除术　　80

第 8 节　腹腔镜下胰腺中段切除术　　87

第 9 节　腹腔镜下胰腺假性囊肿经胃开窗术　　99

第 10 节　腹腔镜下胰腺假性囊肿消化道吻合术　　108

第 2 章　恶性疾病　　121

第 1 节　腹腔镜下胰体尾切除术（伴脾脏切除）　　122

第 2 节　腹腔镜下胰十二指肠切除术　　133

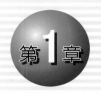

良性疾病

Laparoscopic
Gastroenterological
Surgery
— *Standard Technique*

第 1 节　腹腔镜胆囊切除术（普通）

山下裕一，乘富智明　福冈大学医学部消化器外科

术前

◈ 手术适应证

腹腔镜胆囊切除术（Laparoscopic cholecystectomy，LC）的手术适应证与开腹胆囊切除术相同，即可进行全身麻醉的有症状的胆囊结石患者、直径 10mm 以上的胆囊结石，或者确认有胆囊息肉增大倾向的患者。关于腹腔镜胆囊切除术的适应证，日本内镜外科学会推出了《内镜外科诊疗指南》。指南中指出，关于有症状的胆囊结石、既往有腹部手术史、高龄、妊娠、肥胖、肝硬化、肺功能不全的患者的推荐分级请见表 1-1-1。其中，仅对有症状的胆囊结石病例推荐级别为 A 级，即"强烈推荐"。对其他病例均推荐级别为 C 级，即"循证证据不明确"，但在有必要行胆囊切除术时，可以根据全身状态、肝硬化的程度以及妊娠时期等具体情况实施腹腔镜胆囊切除术。

腹腔镜胆囊切除术已经成为标准的治疗方法，由于其具有较好的微创特点，所以对不同疾病和不同病理生理具有高度适应性。有不适主诉且又有可以耐受的胆囊结石症、胆囊内小隆起性病变、胆囊息肉、胆囊腺肌症等，在以前都进行观察的病例，现在倾向于成为 LC 的适应证。无症状胆石症患者中，5~10 年出现某种症状或体征而需要进行胆囊切除的概率为 20%~40%，年增长率为 1%~10%。

关于急性胆囊炎的手术适应证，依据《急性胆管炎、胆囊炎诊疗指南（2013）》，原则上进行手术的病例最好是发病 3 天（72~96h）的病例。对于轻症病例，推荐发病早期（72~96h）进行腹腔镜胆囊切除术。对于中症病例，则推荐早期进行胆囊切除术（采用术者所擅长的开腹手术或腹腔镜手术）。对于错过了最佳的早期手术时机的病例，以及需要治疗并发症的病例，还有需要进行风险评估的病例，推荐在胆囊引流后择期进行腹腔镜胆囊切除术。对于重症病例，在进行全身管理的同时，立即进行经皮经肝胆囊引流术，待炎症消退后，如果情况允许，再择期进行胆囊切除术（表 1-1-2）。

◈ 手术操作概略

腹腔镜胆囊切除术是腹部领域腔镜外科手术的基础。

1. 手术概略

通常情况下，将气密性高的戳卡从腹壁刺入腹腔内，注入 CO_2 建立气腹。然

表 1-1-1　腹腔镜胆囊切除术的适应证

	推荐级别	推荐内容	需要注意的术前管理
有症状的胆囊结石病例	A	推荐进行腹腔镜胆囊切除术	
既往有腹部手术史病例	C	需充分考虑既往手术切口位置、具体手术方式	
高龄病例	C	仔细评估全身状态，确定是否适合手术	确认并发症及其相关治疗、合并用药等情况
妊娠病例	C	推荐妊娠中期进行腹腔镜胆囊切除术	需与产科紧密协作
肥胖病例	C	与开腹胆囊切除术比较，腹腔镜胆囊切除术是第一选择	进行肥胖的并发症（高血压、血脂异常、糖尿病、肺部疾病等）的治疗以及管理
肝硬化病例	C	Child A、B 患者为适应证人群	对症处理血小板、白蛋白、腹水等异常
肺功能不全病例	C	LC 术后的恢复更好	呼吸功能锻炼和呼吸道通畅，气胸的预测

（引用自：日本内視鏡外科学会編：内視鏡外科診療ガイドライン 2008.）

表 1-1-2　依据急性胆囊炎严重程度进行的治疗

轻症	推荐早期进行腹腔镜胆囊切除术
中症	尽早进行胆囊切除术。具有较熟练的腔镜外科技术时，可以早期进行腹腔镜胆囊切除术。但是，胆囊存在严重的局部炎症时，多数情况下行早期的胆囊切除术相对困难。因此，早期的胆囊引流（经皮或外科手术下胆囊引流等）比较适合。对于这类病例应进行保守治疗，待好转后择期进行胆囊切除术
重症	立即开始脏器功能不全的治疗，针对严重的胆囊局部炎症，原则上通过胆囊引流进行治疗。如果有胆囊切除的适应证，日后择期进行胆囊切除术

（引用自：急性胆管炎・胆嚢炎診療ガイドライン改訂出版委員会編：急性胆管炎・胆嚢炎の診療ガイドライン 2013.）

后将腹腔镜、手术器械和设备通过戳卡插入腹腔内进行手术。手术操作所需的器械有：腹腔镜，腔镜手术专用钳子、剪刀、电刀等能量设备，以及吸引器等。通常气腹压维持在 8～12mmHg 范围内。

　　腹腔镜胆囊切除术包括腹壁上插入 4 个戳卡的常规术式（四孔式）和单孔术式。常规术式需要在患者的腹部插入 4 个戳卡，因此即便戳卡较小也会在皮肤和腹膜留下 4 个切口。通过这些戳卡放入腹腔镜器械，观看显示器画面进行手术。而单孔术式是指经脐切开单个小切口，使用气密性较好的可插入多个手术器械的专用器具进行手术的方法。近年来，不仅是单孔术式，比 4 个戳卡更少戳卡下进行的减孔手术（Reduced port surgery）理念也被逐渐推广。戳卡数目减少，意味着手术切口减少，术后的美观性更好。

2. 手术步骤的概略

　　手术操作按照以下①～⑥步骤依次进行。

① 将胆囊置于画面正中央，为排除其他脏器对术野的干扰，将体位摆为头高位，并略向左侧卧位，以便获得较好的手术视野。

② 用把持钳将胆囊底部向头侧提拉，展开胆囊颈部。

③ 切开胆囊颈部 Calot 三角区的浆膜，剥离显露胆囊管和胆囊动脉。

④ 将胆囊管与胆囊动脉结扎、切断。若需要进行胆囊造影，则应在切断胆囊管前进行。

⑤ 将胆囊从附着于肝脏的胆囊床上切离。

⑥ 将胆囊摘出体外，必要时留置引流管。

◈ 应注意的术前管理

CO_2 气腹下腹腔镜胆囊切除术无须进行特殊的术前准备。原则上，可以不进行肠道准备。但术前必须向患者详细说明手术事宜，以免患者误认为微创的腹腔镜胆囊切除术是简单容易的手术。

一般的术前注意事项

① 对于高龄患者、妊娠患者、肥胖患者、肝硬化患者、肺功能不全患者等病例，特别要注意所患疾病特点及严重程度，积极对症处理（表1-1-1）。

② 对于并存病，术前能够进行治疗的疾病如高血压、糖尿病等，术前应请专科医生进行会诊并治疗。

③ 对于肺气肿、哮喘、心绞痛以及心肌梗死等疾病，由呼吸内科、心内科、麻醉科等多学科联合评估加强治疗。

④ 对于脑梗死，要注意围术期再次发生，术前进行颈动脉超声等检查、评估，并请专科医生进行会诊治疗。

⑤ 对于痴呆症患者，护理团队和家属进行密切配合，预防围术期静脉通路、腹腔引流管等管路不慎被拔出以及跌倒等院内不良事件的发生。

◈ 用药禁忌

由于存在并发症的患者很多。因此，必须事先了解每个并发症的用药禁忌。

例如，对于青光眼患者，抗胆碱药物是禁忌；在全身麻醉（硫喷托纳等）手术中，使用万古霉素，会提高红人综合征（Red man syndrome、Red neck syndrome）的发生风险；对于帕金森病患者的术后镇静，禁止使用氟哌啶醇等中枢神经和自主神经用药。

● 腹腔内操作前的准备

◈ 体位和手术团队、手术器械的配置

四孔式手术，术者站立于患者的左侧进行手术。患者仰卧位，上肢的摆放需要根据麻醉师的判断采取单侧上肢外展或者双侧上肢外展，双下肢并拢。术中头高位（约15°），利用重力作用使肝脏和胆囊向右侧肋缘下尾侧方向移位，便于显露手术视野。有必要显露肝脏外侧区域时，将手术台向左旋转可获得所需手术视野。单孔式手术，患者头高脚低位，分开双下肢，术者站立于两腿之间进行手术。

显示器的位置，放置于术者正前方，以便术者在双手持钳和电刀等对胆囊进行手术操作时便于直视显示器。图1-1-1、图1-1-2分别显示了通常情况下手术操作前的准备。

◈ 戳卡插入位置

在戳卡的配置方面，针对腹腔镜视野的中心线，左、右钳子的长轴方向尽可

图 1-1-1　四孔式手术的体位和手术团队、手术器械的配置

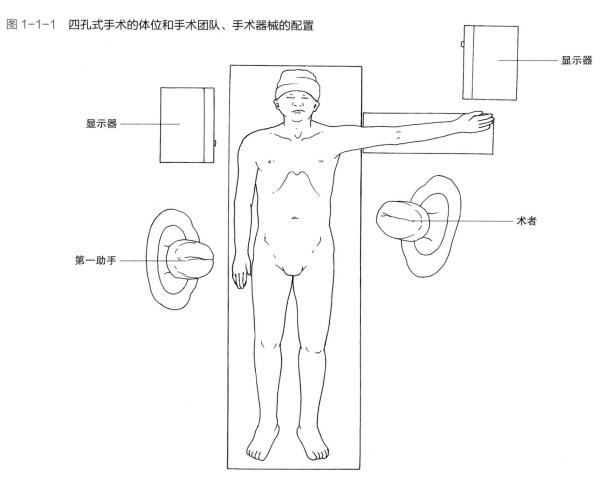

显示器

显示器

术者

第一助手

图 1-1-2　单孔式手术的体位和手术团队、手术器械的配置

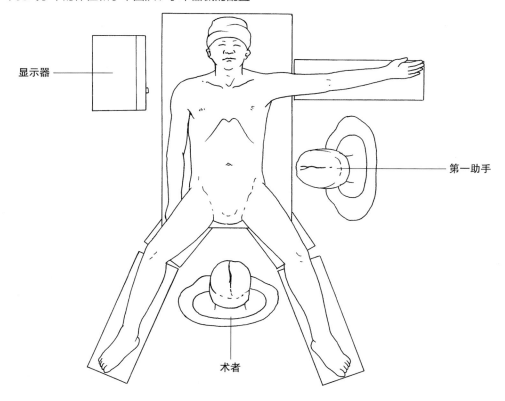

显示器

第一助手

术者

　　能地形成角度，这是对显示器中手术视野的基本要求（图 1-1-3）。也就是说，在显示画面中，围绕着腹腔镜视野的中心线，能够充分观察到左、右钳子的展开。但

图 1-1-3　四孔式手术时，戳卡的位置，以及腹腔镜和钳子的方向

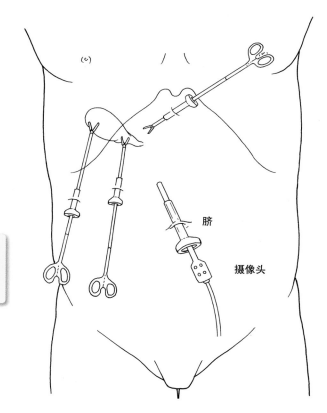

脐

摄像头

要点！
在显示器画面中，围绕着腹腔镜视野的中心线，尽量使左、右钳子充分展开。

图 1-1-4　单孔式手术时，戳卡的位置，以及腹腔镜和钳子的方向

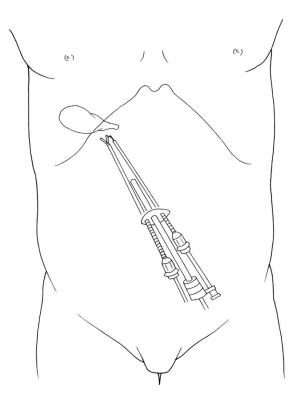

剥离钳、能量器械的操作不要与目标组织和脏器形成切线位。这样通过显示器和钳子等器械传达的视觉距离感，会使二维画面成为类似于立体的图像，传递给术者。

另外，单孔式手术时，左、右钳子的轴线方向与腹腔镜视野线平行，左、右钳子只能进行与腹腔镜纵轴平行的活塞式活动，操作受到限制（图 1-1-4）。如果手术器械的前端能够通过手部自由调节角度，就可以解决这一问题。值得注意的是，近年来单孔式手术和减孔手术逐渐增多。因此，应该不断探索戳卡插入位置的选择，以及手术器械的改良。

标准的四孔式手术中，首先通过小切开法插入第 1 个戳卡（10mm），通过此切口注入气体维持气腹压为 8 ~ 10mmHg。在腹腔镜直视下，在剑突下插入第 2 个戳卡（5mm 或者 10mm），锁骨中线上的右侧肋缘下插入第 3 个戳卡（5mm），腋前线的肋下插入第 4 戳卡（5mm）。减孔手术中，使用悬吊牵引或者插入 2 ~ 3mm 直径的钳子，会减少腹壁上的戳卡孔数或者缩小切口直径。这不仅减少了戳卡孔数，甚至切口也变得不明显，美观性几乎与单孔式手术媲美。随着减孔术式的流行，根据戳卡的插入数以及插入位置的变化，术者站位也发生了改变。

● 手术操作流程

1 胆囊颈部的展开和剥离。　▶场景 1
2 胆囊管、胆囊动脉的剥离显露，以及关键性术野（Critical view）的确认。　▶场景 2
3 胆囊管和胆囊动脉的切断。　▶场景 3
4 从胆囊颈部的肝床部开始切离。　▶场景 4
5 胆囊体部-胆囊底部的切离。　▶场景 5
6 摘出胆囊，留置引流管，缝合戳卡切口。　▶场景 6

● 每个场景的手术操作及构成

手术中适宜的术野展开，是保障手术顺利进行的基础，也是确保整个手术安全的第一步。将胆囊置于视野中心，为了减少其他组织脏器对胆囊的遮挡，需要调整患者体位（头高位，略向左侧倾斜）。

完成胆囊切除术的关键步骤是展开 Calot 三角，确认并切断胆囊管与胆囊动脉。因此，抬起胆囊底部，将胆囊颈部展开，然后开始之后的操作。透过 Calot 三角的浆膜层，观察胆囊管的走行。之后剥离 Calot 三角内胆囊动脉以外的结缔组织、神经、脉管及脂肪组织等，完全显露胆囊动脉后，夹闭并切断。最后，由胆囊颈部开始向底部方向从肝床上切离胆囊。确认胆囊管与胆囊动脉的断端无任何问题后，将胆囊摘出体外，缝合切口，结束手术。

📖 名词解释

＊Calot三角
是指胆囊管与胆囊颈部、肝总管、肝脏下缘所形成的三角形区域，胆囊动脉多数是在该三角内走行（图1-1-5）。

▶场景 1 　胆囊颈部的展开和剥离

1. 胆囊全体的展开

这里以四孔式胆囊切除术为例进行讲解。通过插入腋前线的把持钳，助手将胆

图 1-1-5 Calot 三角，以及肝
　　　　门部的解剖

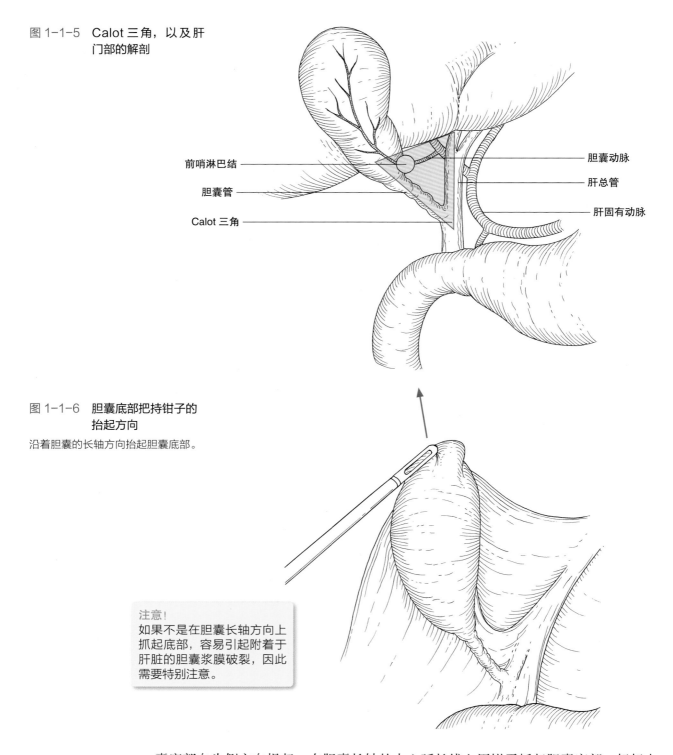

前哨淋巴结

胆囊管

Calot 三角

胆囊动脉

肝总管

肝固有动脉

图 1-1-6 胆囊底部把持钳子的
　　　　抬起方向

沿着胆囊的长轴方向抬起胆囊底部。

注意！
如果不是在胆囊长轴方向上
抓起底部，容易引起附着于
肝脏的胆囊浆膜破裂，因此
需要特别注意。

囊底部向头侧方向提起。在胆囊长轴的中心延长线上用钳子抓起胆囊底部，轻轻向
头侧提起（图 1-1-6）。如果不是从胆囊长轴的中心延长线上抓起底部，将会引起
附着于肝脏的胆囊浆膜破裂。当被抬起的胆囊底部超过肝脏上缘时，肝脏下面也被
向头侧牵拉，易于显露术区。如果是正常肝脏，此处的展开是非常容易的。

　　术区显露的标准是，术者用左手把持钳将胆囊颈向胆囊底部方向牵拉，完全暴
露胆囊颈－胆囊管－胆总管所构成的系列解剖结构。之后，将重点转移至 Calot 三角

图 1-1-7　Rouviere 沟的确认

将把持胆囊颈部的钳子向腹侧轻轻提起，就可确认 Rouviere 沟。

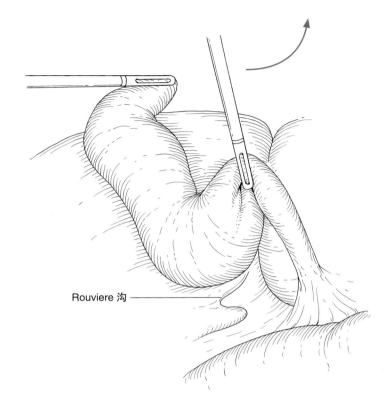

Rouviere 沟

图 1-1-8　确定手术范围

在 Rouviere 沟与剑突下戳卡连接线腹侧进行手术操作，严格在手术范围内操作。

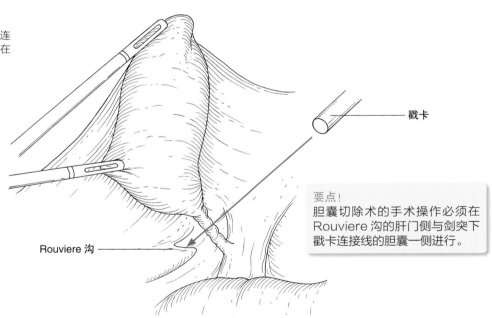

戳卡

Rouviere 沟

> 要点！
> 胆囊切除术的手术操作必须在 Rouviere 沟的肝门侧与剑突下戳卡连接线的胆囊一侧进行。

区，确认与胆囊颈相连的胆囊管样结构。术者将把持胆囊颈部的钳子向腹侧轻轻提起，就可确认 Rouviere 沟（图 1-1-7）。然后，将该把持钳向背侧牵拉展开 Calot 三角的腹侧面。胆囊切除术的"一切操作"必须在 Rouviere 沟的肝门侧与剑突下戳卡连接线的胆囊一侧进行，与助手一起确认后，开始胆囊切除术（图 1-1-8）。

2. Calot三角的浆膜切开

在 Calot 三角内，将与胆囊颈部相连的胆囊管样结构（Cystic pedicel）展开成

图 1-1-9　胆囊浆膜的切开顺序和方向

沿图中所示①→②→③依次切开。

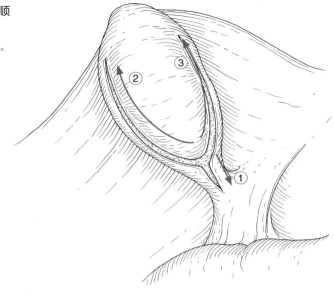

名词解释

*Critical view
Calot 三角内被剥离的空间内仅有胆囊管和胆囊动脉，透过此空间能够看到对侧的肝脏表面，此景象被 Strasberg 命名为关键性术野（Critical view）。关键性术野因确保了腹腔镜下胆囊切除术的安全性，作为重要的术野形成，而被世界同行熟知。

一条直线，将胆囊管样结构前方的浆膜从胆囊颈部向胆总管方向切开约 2cm。用同样的方法，距离肝脏表面数毫米，将 Calot 三角背侧面和腹侧面的浆膜向胆囊底部方向长距离切开（图 1-1-9）。

▶ 场景 2　**胆囊管、胆囊动脉的剥离显露，以及关键性术野（Critical view）的确认**

切开胆囊颈部的腹侧和背侧浆膜后，用把持钳将胆囊颈部上提，进一步展开 Calot 三角（图 1-1-10）。将把持胆囊颈部的钳子向腹侧或背侧移动，确认胆囊管的走行。通过进一步剥离 Calot 三角内胆囊管周围的组织结构，显露出胆囊管的走行。从胆囊颈部向胆总管方向，用剥离钳或者电刀将胆囊管周围的所有组织完全剥离出来。胆囊管周围附着一层细小神经纤维、淋巴管、脂肪、纤维结缔组织等，

图 1-1-10　Calot 三角背侧的展开

切开附着于肝脏的胆囊背侧浆膜，将把持胆囊颈部的钳子向腹侧提起，即可展开 Calot 三角的背侧，这样便于进一步游离。

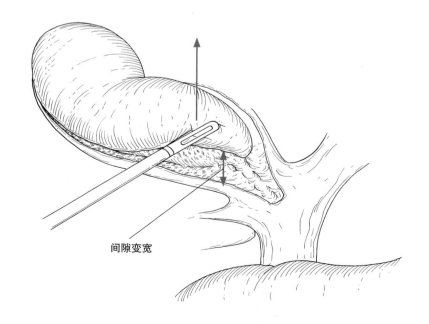

间隙变宽

需要小心剥离，显露胆囊管。所有"剥离操作"应靠近胆囊侧进行为妥。剥离并确保与胆囊颈部相连的胆囊管长短，满足夹闭、切断的条件以及术中胆道造影所需长度（10mm 以上）。

之后，在 Calot 三角内寻找类似于胆囊动脉的条索状物，同样剥离的胆囊动脉必须要满足在胆囊侧的夹闭、切断所需长度，并全周游离。多数情况下，在该动脉附近存在细小静脉，若损伤则会导致静脉性渗血。避免使用电刀盲目止血，建议用纱布片等压迫止血为妥。胆管和肝门附近的电刀止血可能会引起无法预料的胆管、肝动脉、门静脉等的损伤。因此，必须谨慎使用，这也是导致迟发性胆管狭窄的原因。

要点！

为防止胆管损伤，Calot 三角的剥离应遵循靠近胆囊的原则。胆囊管和胆囊动脉的剥离显露应该从胆囊侧开始，向胆总管方向进行。为防止胆管损伤，在胆总管以及肝总管附近绝对不能使用电刀等能量设备。电流和热引起的损伤会导致术后迟发性胆汁漏和胆管狭窄。

陷阱

无法获得预想的手术视野，或者术中发现胆管损伤时，毫不犹豫地进行开腹手术。必要时请上级医生会诊，从术者自身的能力来判断是否能够完成修复手术。胆管损伤可能给患者带来长期的损害，如果院内有胆道专科医生，应该向其寻求帮助。

术野显露的注意事项

① Calot 三角腹侧面的剥离操作中，胆总管和肝总管显露前，从胆囊侧开始向左扩大游离范围可能会引起胆管损伤。Calot 三角的剥离操作紧贴胆囊侧向胆总管方向进行为妥，始终将胆囊边缘置于视野内，向胆总管方向进行剥离。

② Calot 三角背侧面的剥离操作中，采用斜角腹腔镜或者软镜非常有用。从右下方向上方观察 Calot 三角，可以通过胆囊管和胆囊动脉的间隙观察到对侧肝脏表面。此时，还能观察到胆囊管和肝总管汇合形成胆总管（图 1-1-11）。将胆总管误认为胆囊管时，在对应位置上是找不到肝总管的。通过对各个管道结构的辨认和区分，可防止胆管损伤的发生。术者与助手应共同确认右肝管、肝总管、胆总管以及肝右动脉，完成整个手术过程。

图 1-1-11　关键性术野（Critical view）

剥离 Calot 三角内侧，显露胆囊管和胆囊动脉，并且透过此空间能够看到对侧的肝脏表面，此状态称为关键性术野（Critical view）。

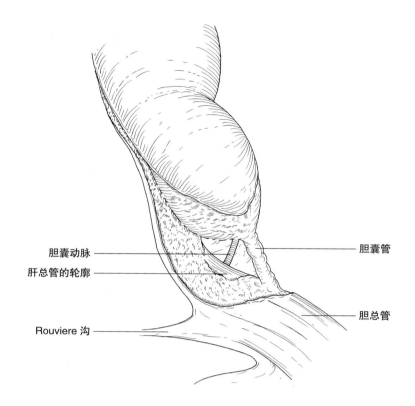

胆囊动脉

肝总管的轮廓

Rouviere 沟

胆囊管

胆总管

场景3 **胆囊管和胆囊动脉的切断**

在切断胆囊管时，首先在靠近胆囊侧使用阻断夹或者结扎线将胆囊管阻断。当胆囊管的直径正常时，在胆总管侧用结扎线或者血管夹进行夹闭，用剪刀切断胆囊管。当炎症较重时，由于水肿导致胆囊管变粗，切割闭合器的钉仓不能确切处理胆囊管时，建议选择用结扎线或者 Endloop 来闭合切断。

1. 术中胆道造影检查

术中胆道造影检查，先夹闭靠近胆囊颈部的胆囊管后，在胆囊管上切开小口，将造影管向胆总管方向置入。当出现胆汁反流时，则确认操作成功。在胆囊管的小切口处常会出现动脉性出血，此时可以使用电刀进行局部精准的凝固止血操作。

由于胆囊管内螺旋瓣（Heister's valve，Spiral fold of systic）的存在，会导致造影管插入困难。只要造影剂不外漏即可，不必强行将造影管送入深处。从胆囊管外部可以预测到该螺旋瓣的大致部位，根据胆囊管切开的位置，将较细的剥离钳插入胆囊管内，在安全的范围内，将螺旋瓣破坏。

陷阱

急性胆囊炎病例的胆囊管比较粗的时候，由于水肿导致组织脆弱。使用切闭的钉仓夹闭时可能会导致处理不确切的情况，因此保留侧胆囊管最好使用 Endloop 或者结扎线进行处理。

2. Endloop的使用方法（图1-1-12）

首先，将一个线圈为 3cm 的 Endloop 从剑突下戳卡送入。

之后，术者左手把持钳的前端套入 Endloop 环，用钳子把持胆囊管断端，助手将其移入胆囊管保留段。

最后，术者双手系紧 Endloop，留出 2cm 的线头，剪断 Endloop 线。

图 1-1-12　应用 Endloop 处理胆囊管和胆囊动脉

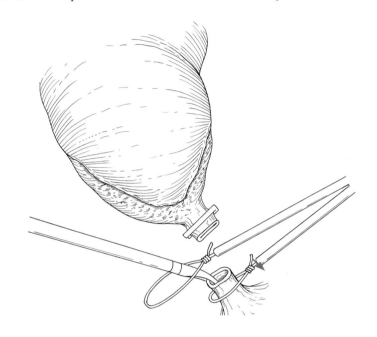

▶ 场景4　从胆囊颈部的肝床部开始切离

将胆囊和肝实质之间被称为胆囊板（Cystic plate）的结缔组织分隔开（图 1-1-13）。胆囊切除术中，通常在沿着胆囊板靠近胆囊侧的疏松结缔组织层内进行游离。离断胆囊管和胆囊动脉后，胆囊颈部在左、右以及腹侧的范围内自由拉动。在胆囊颈部附近，胆囊与胆囊板之间的疏松结缔组织的幅度较宽（图 1-1-13、1-1-14）。因此，切离胆囊颈部时，应确认好胆囊的切离层面，并通过该层逐步游离胆囊体以及胆囊底部。

> **要点!**
>
> 术者用左手钳子把持胆囊颈部，用电刀离断上述疏松结缔组织，将胆囊颈部向胆囊底部方向上提展开。

寻找胆囊颈部与胆囊板之间的稀疏结缔组织层，用把持钳将胆囊颈部上提，保持一定的张力，会使切离操作变得更容易。沿着胆囊的长轴方向，结合腹侧和背侧的切离完成操作，熟练的术者都有自己各自定型化的手术步骤。

1. 当切离层面越过胆囊板，进入肝脏侧时

将术野移动至胆囊板保留部的胆囊附着部位，并将游离层面调整到靠近胆囊的

图 1-1-13 胆囊与胆囊板（Cystic plate）的解剖

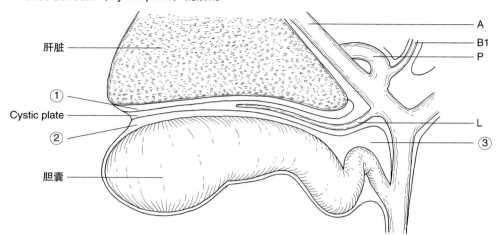

肝脏

Cystic plate

胆囊

A

B1

P

L

③

A：右前叶胆管；P：右后叶胆管；B1：尾状叶胆管；L：Luschka 管；①：全层胆囊切除层面；②：普通的胆囊切除层面；③：此处疏松结缔组织的幅面较宽。

图 1-1-14 胆囊颈部的 Cystic plate 层面的确认

在胆囊颈部附近，胆囊与胆囊板之间的疏松结缔组织幅面较宽，靠近胆囊颈部进行剥离操作，易于找到该疏松结缔组织层。

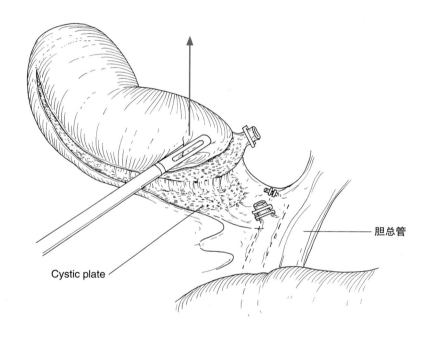

胆总管

Cystic plate

胆囊板内。急性胆囊炎时，由于胆囊壁的炎性水肿而导致上提展开胆囊颈部受到限制。但仍然可以通过把持钳提拉胆囊颈部的腹侧或背侧确认切离层面，完成胆囊的切除。由于胆囊颈部的炎症导致靠近胆囊的胆囊板疏松结缔组织层消失，或者该层解剖构造不显著时，建议转为开腹手术或者进行胆囊次全切除术。

2．该场景下要获得的手术视野（目标）

当从肝床开始切离胆囊时，可以沿着胆囊板两侧的疏松组织进行。当炎症轻微时，建议选择胆囊侧的疏松组织层面。离断胆囊管和胆囊动脉后，从肝床切离胆囊颈部时，靠近胆囊颈部操作，这样易于到达胆囊板的胆囊侧疏松结缔组织层面。因此，获得胆囊颈部的目标手术视野非常重要。开始时沿着该层面切离，也可避免胆管损伤的发生。

名词解释

＊Luschka管
与胆囊内腔没有交通的腺管上皮，即被定义为与肝内胆管存在交通的胆管。局限在胆囊床处肝脏愈合部的胆囊壁深层，被认为是胆道胚胎发育过程中形成的迷走胆管。胆囊手术时出现概率约为 10%。损伤后可能导致术后胆漏，需要特别注意（图 1-1-13、图 1-1-16、图 1-1-17）。

> **要点！**
>
> 　　右副肝管存在一些变异的情况，目前已有很多对其进行分类的报道。进行胆囊切除的外科医生必须事先了解常见的变异类型（图 1-1-15）。

> **术野展开的技巧**
>
> 　　将把持胆囊颈部的左手钳子向近处牵引非常重要。这样可以使胆囊颈与肝床部的胆囊板距离变宽，便于进行疏松结缔组织层的切离操作，这是手术安全操作的小技巧。

图 1-1-15　右副肝管走行变异分类

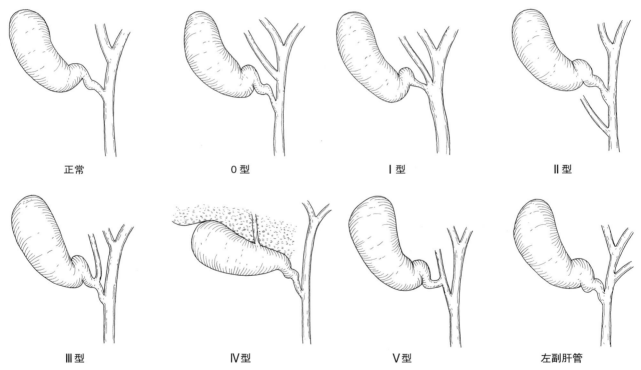

根据右副肝管汇合部位和胆囊管之间的关系，分为 6 种类型。
0 型：右副肝管汇入肝总管；Ⅰ型：右副肝管汇入三管汇合部；Ⅱ型：右副肝管汇入胆总管；Ⅲ型：右副肝管汇入胆囊管；Ⅳ型：右副肝管汇入胆囊；Ⅴ型：胆囊管汇入右副肝管。

3．熟练使用手术器械的方法

　　寻找胆囊侧胆囊板的疏松结缔组织层时，有时由于炎症等原因导致显露不清楚。此时，常常会通过"小纱布球"进行游离，紧贴胆囊侧进行游离，确认游离方向和层次。

图 1-1-16 Luschka 管与 Rokitansky-
Ashoff 窦的解剖学位置关系

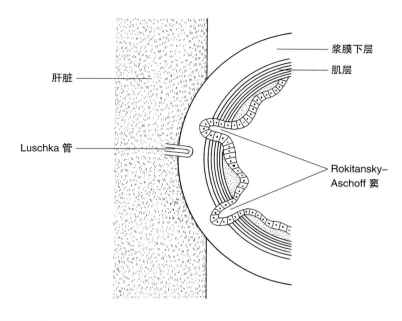

肝脏

Luschka 管

浆膜下层

肌层

Rokitansky-
Aschoff 窦

陷阱

当炎症导致胆囊颈靠近胆囊的胆囊板疏松结缔组织层消失时，从肝床切离包含胆囊板全层在内的胆囊组织，出现胆管损伤的风险大大增加。胆囊板确认困难，也是胆囊炎病例中导致胆管损伤发生率高的原因。

切离胆囊过程中，如果紧贴胆囊颈，虽然存在胆囊壁损伤的风险；但是一旦切入胆囊板，可能会出现重大的胆道损伤。当无法确认局部解剖关系时（Critical view 获取困难时），应该毫不犹豫地转为开腹，也有报道称进行胆囊次全切除术也是选项之一。

图 1-1-17 胆囊体部附近的胆
囊切离示意图

胆囊的切离应在靠近胆囊的胆囊板
疏松结缔组织层中进行。

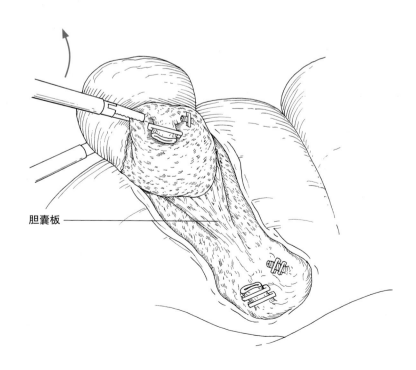

胆囊板

▶ 场景5　**胆囊体部-胆囊底部的切离**

胆囊体部附着于肝床的面积最大，可用把持钳上提胆囊颈部，沿着靠近胆囊的疏松组织层切离胆囊。顺着胆囊长轴方向，从腹侧背侧联合进行胆囊的切离。无论是顺向切离还是逆向切离，胆囊切除都应沿着上述疏松组织层进行。

对于将胆囊颈部已经从胆囊板切离的病例，当炎症导致胆囊体部、底部靠近胆囊的胆囊板疏松结缔组织层消失时，可能需要从肝床切离包含胆囊板全层在内的胆囊组织。此时，用适当的力度牵拉胆囊远离肝脏，露出肝实质的层面，用电刀进行胆囊的切离，仔细操作避免损伤肝实质。

▶ 场景6　**摘出胆囊，留置引流管，缝合戳卡切口**

根据需要，用生理盐水 500 ~ 1000mL 冲洗腹腔。将胆囊（含有结石）置于取物袋内，经脐部戳卡切口取出。再次建立气腹，仔细观察夹闭或者结扎的胆囊管和胆囊动脉的断端，以及肝床、整个腹腔等。

用剑突下的第 2 个戳卡放入把持钳，从第 3 或第 4 个戳卡内腔逆向导出腹壁外，将把持引流管的前端引入腹腔内，放置引流管。将引流管前端置于肝下。如有胆漏，则从其他戳卡孔再留置引流管。

再仔细检查整个腹腔，如无异常则结束腹腔镜操作。脐部戳卡切口的腹直肌切开部用 1-0 可吸收缝线缝合后，再进行皮肤缝合，为了术后的美观和尽早出院，可以用细的可吸收缝线进行皮内缝合。

● 术后

◈ 应注意的并发症及其处理方法

需要注意的并发症有胆管损伤、出血，以及其他脏器的损伤。这些并发症的发生，常常与内镜术野受限制、无直接的触摸感以及手术技巧等因素有关。另外，深静脉血栓、肺栓塞等并发症的发生与其他常规手术类似。为预防以上情况发生，可给予抗凝、下肢气压治疗，或者下肢穿弹力袜等。

多家研究机构报道，胆管损伤的发生率在 1% 以下，日本约 0.6%。有些胆管损伤的病例处理非常棘手，需要胆道外科专科医生的协助。为了预防胆管损伤的出现，Strasberg 等提出了关键性术野（Critical view）的概念，即紧贴构成 Calot 三角一边的胆囊颈部剥离胆囊管和胆囊动脉，确保手术安全的概念。对于处理胆囊颈部非常困难的病例，为了避免胆管损伤的发生，可以进行腹腔镜胆囊次全切除术。该术式应由经验丰富的外科医生来判断。

日本内镜外科协会第 12 次问卷调查显示，接受腹腔镜胆囊切除术的 54 506 例患者中，术中和术后确诊为胆管损伤的病例数为 207 例和 97 例，共计 304 例，胆管损伤的发生率为 0.56%。

根据以上资料，约 1/3 的患者术中未能发现胆管损伤，这一点必须受到重视。由于医疗机构不同，胆道的专业化水平不同，对于术后已经确诊的病例，听取其他医疗机构胆道专科医生的处理意见非常重要。

◉ 参考文献

[1] 日本内視鏡外科学会編: 内視鏡外科診療ガイドライン 2008年版. 金原出版: 東京; 2008.
[2] 急性胆管炎・胆嚢炎診療ガイドライン改訂出版委員会編: ―TG13新基準掲載―急性胆管炎・胆嚢炎の診療ガイドライン2013. 医学図書出版: 東京; 2013.
[3] Strasberg SM, Hertl M, Soper NJ: An analysis of the problem of biliary injury during laparoscopic cholecystectomy. J Am coll Surgeons 1995; 180: 101-125.
[4] 蜂須賀喜多男, 山口晃弘, 磯谷正敏ほか: 副肝管および術中副肝管損傷について. 外科 1980; 42: 1519-1525.
[5] 内視鏡外科手術に関するアンケート調査―第12回集計結果報告―. 日本内視鏡外会誌 2014; 19: 491-640.

第2节 腹腔镜胆囊切除术 （重度炎症病例）

鈴木憲次，奥村拓也，木村泰三 富士宮市立病院外科

术前

治疗方针、手术适应证

如果全身状态（循环、呼吸、凝血功能等）不稳定，优先处理全身情况。胆囊穿刺、减压引流、胆囊切除等治疗最好在全身状态改善后再进行。全身状态稳定后，尽早解除病因，切除胆囊。

手术的难度主要与炎症的严重程度、病程长短，既往胆囊炎病史，以及上腹部手术史等有关。即便重度炎症病例，如果既往无胆囊炎病史及上腹部手术史，发病后尽早手术的话，也比较容易完成。随着病程延长，胆囊周围的纤维化和瘢痕化逐渐加重，手术难度随之上升。因此，做好早期手术的准备非常重要。

手术方式以腹腔镜胆囊切除术（LC）为首选。既往上腹部手术史患者，预计存在严重的肠管粘连，也可先行腹腔镜下探查，如果无法剥离粘连，可改为开腹胆囊切除术。

术前准备

完成全身麻醉前所需要的术前检查：进行磁共振胰胆管成像（Magnetic resonance cholangiopancreatography，MRCP）等检查，明确胆道情况。

虽然是良性疾病，也要对患者的基础疾病及全身状态、手术团队的能力以及并发症发生率等进行评估，详细告知病情后方可进行手术治疗。

腹腔内操作前的准备

体位和手术团队、手术器械的配置

如图 1-2-1 所示，手术布置与普通 LC 相同，术者站立于患者左侧。

仰卧位时插入第 1 个戳卡，后将患者置于头高位、左侧卧位，以避免胃、十二指肠、小肠以及横结肠等对手术操作造成干扰，摆好体位后建立气腹。

◈ 皮肤切口、戳卡插入位置

　　由于胆囊的重度炎症，术前必须考虑到肿胀肥厚的胆囊切除可能导致切口延长的可能性。因此，腔镜用戳卡切口多数采用脐部纵向切口。通过开腹法插入12mm戳卡，之后在腔镜观察下，在剑突下、右肋缘下向胆囊方向插入3个5mm戳卡，以经戳卡插入的把持钳相互不影响为前提（图1-2-2）。

图 1-2-1　体位和手术团队、
　　　　　 手术器械的配置

手术布置与普通LC相同，术者
站立于患者左侧。

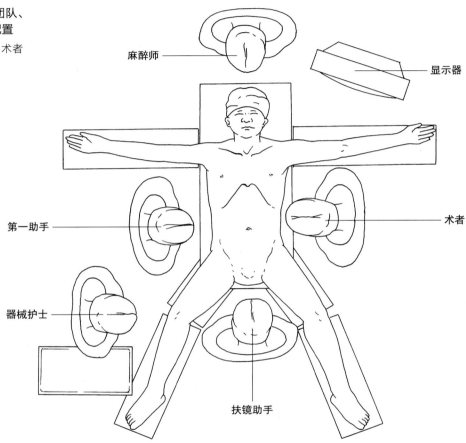

图 1-2-2　戳卡位置

脐部切口插入12mm戳卡，右
上腹部插入3个5mm戳卡。

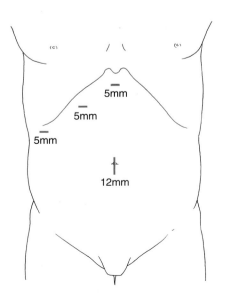

● 手术操作流程

1 剥离粘连。　▶**场景 1**

2 剥离胆囊颈部-胆囊管周围。　▶**场景 2**

3 切断胆囊动脉，进行术中胆道造影，处理胆囊管（胆囊颈部）。　▶**场景 3**

4 从胆囊床切离胆囊，由切口取出胆囊。　▶**场景 4**

5 确切止血，冲洗，留置引流管，闭合切口。　▶**场景 5**

● 每个场景的手术操作及构成

▶**场景 1**　**剥离粘连**

　　使用 30° 斜视镜从左、右两侧观察胆囊，开始剥离粘连。多数重度胆囊炎病例，胆囊周围常常粘连大网膜、肠管等。既往无胆囊炎发作史或者上腹部手术史的患者，炎症粘连程度一般较轻，术者仅仅向下推压大网膜就可完成剥离操作（图 1-2-3）。

　　对于大网膜及肠管粘连明显的病例，经右外侧戳卡放入把持钳，将胆囊底部向腹侧、头侧抬起，并使用超声刀将粘连脏器从背侧剥离（图 1-2-4）。

图 1-2-3　剥离大网膜的粘连①

图 1-2-4　剥离大网膜的粘连②

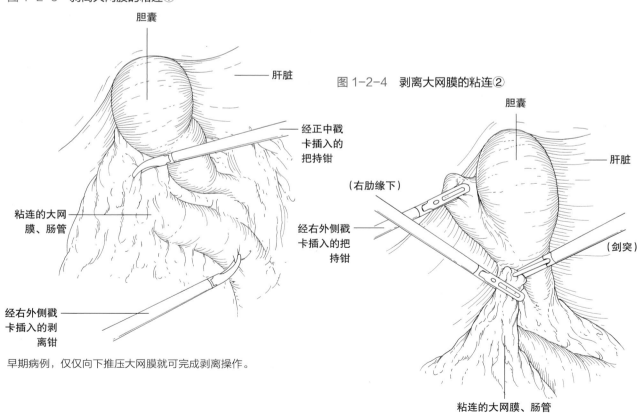

早期病例，仅仅向下推压大网膜就可完成剥离操作。

避免脏器损伤，经右外侧戳卡放入把持钳，将胆囊底部向腹侧、头侧抬起，从背侧剥离粘连的脏器。

> **陷阱**
>
> ① 虽然会增加胆囊穿孔的风险，但为避免损伤周围脏器，应紧贴胆囊进行剥离操作。
> ② 剥离粘连处理困难时，可以考虑进行开腹胆囊切除术。

> **场景2** **剥离胆囊颈部-胆囊管周围**

胆囊肿胀严重把持困难时，经戳卡先行胆囊穿刺，吸出胆囊内容物（图1-2-5），并对吸出物进行细菌培养检查。

经右外侧戳卡钳子把持胆囊底部，经腋前线戳卡钳子把持胆囊颈部，将胆囊向头侧腹侧提起，从右侧观察胆囊周围（图1-2-6）。Rouviere沟是右后叶Glisson鞘走行的肝脏切迹，作为确定肝门部的标志，术中尽量确认Rouviere沟，即便无法确认也应想象Rouviere沟的所在位置，手术操作不要在Rouviere沟的背侧进行（图1-2-7）。对于解剖关系不清晰的病例，应在能够确认的Rouviere沟的右侧开始进行剥离操作。

附着于肝脏的胆囊体的胆囊壁是最容易确认的，所以剥离操作应从该部位开始为宜（图1-2-8）。将把持胆囊底部的钳子向右外牵拉，胆囊颈部的钳子向右尾侧牵拉，将肝左叶向头侧压排，展开术野（图1-2-9）。

从胆囊体部向颈部方向游离胆囊壁，就会显露出关键性术野（Critical view），从左、右两侧剥离胆囊颈部后方，就会清晰显露出胆囊颈部外周全貌（图1-2-10、图1-2-11）。

对于高度纤维化、瘢痕等导致剥离胆囊壁困难的病例，从胆囊体部向底部方向进行游离。此法依然很困难时，则改为从底部开始游离。虽然该方法存在争议，

图1-2-5 胆囊穿刺

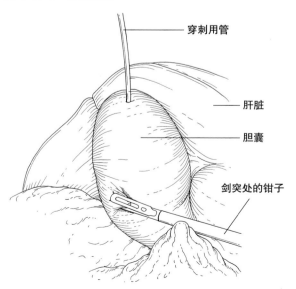

胆囊肿胀严重把持困难时，将胆囊穿刺，吸出胆囊内容物。

图1-2-6 观察胆囊周围

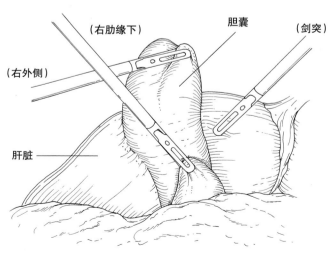

经右外侧戳卡钳子把持胆囊底部，经腋前线戳卡钳子把持胆囊颈部，将胆囊向头侧腹侧提起，从右侧观察胆囊周围。

图 1-2-7　确认 Rouviere 沟

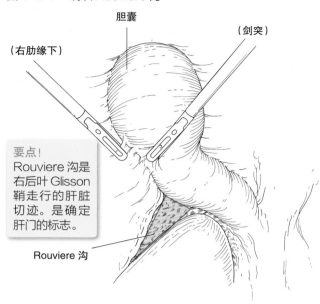

（右肋缘下）
胆囊
（剑突）

要点！
Rouviere 沟是右后叶 Glisson 鞘走行的肝脏切迹。是确定肝门的标志。

Rouviere 沟

从胆囊右侧确认 Rouviere 沟，手术操作不要在 Rouviere 沟的背侧进行。

图 1-2-8　胆囊体部的剥离

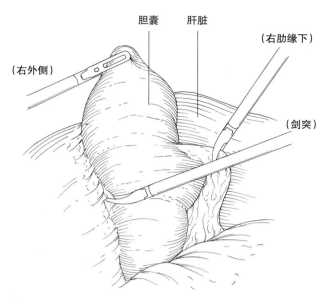

胆囊　肝脏
（右外侧）
（右肋缘下）
（剑突）

附着于肝脏的胆囊体的胆囊壁是最容易确认的，所以剥离操作应从该部位开始。

图 1-2-9　术野的展开

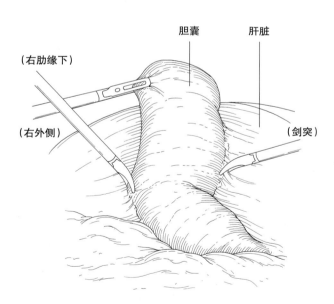

（右肋缘下）
胆囊　肝脏
（右外侧）
（剑突）

将把持胆囊底部的钳子向右外牵拉，胆囊颈部的钳子向右尾侧牵拉，将肝左叶向头侧压排，展开术野。

图 1-2-10　Critical view 的显露 ①

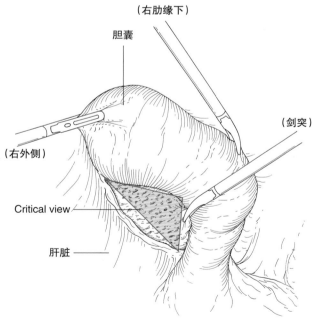

（右肋缘下）
胆囊
（剑突）
Critical view
（右外侧）
肝脏

游离胆囊颈部背侧，显露其外周全貌，从左、右两侧显露出关键性术野。

图 1-2-11 Critical view 的显露②

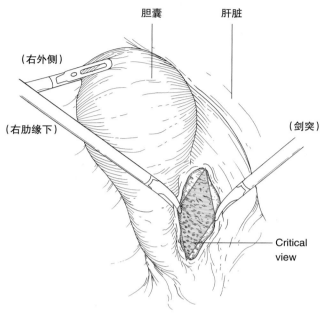

游离胆囊颈部背侧，显露其外周全貌，从左、右两侧显露出关键性术野。

图 1-2-12 剥离胆囊床

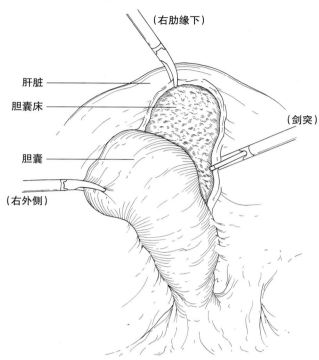

从底部向颈部方向剥离胆囊床的 Fundus first 法。

但从颈部向体部方向剥离困难时，不得不从底部向颈部方向剥离胆囊床，这就是所谓的 Fundus first 法（图 1-2-12）。

陷阱

① 炎症会导致血流增加，一定程度的出血是无法避免的。当出血、渗出液等影响术野时，用吸引器边吸引边剥离组织。
② 头脑中时刻警惕胆管损伤的发生。为预防损伤：应充分游离螺旋瓣（Heister's valve），以及胆囊颈部；杜绝术中胡乱钳夹；必要时选择 Fundus first 法、胆囊次全切除术，或者转为开腹手术等。
③ 当剥离操作中出血异常多时，可以考虑行胆管背侧剥离操作的可能性。

▶ **场景 3** 切断胆囊动脉，进行术中胆道造影，处理胆囊管（胆囊颈部）

贴近胆囊处理胆囊动脉，对于多数患者可以用超声刀切断胆囊动脉。

充分游离胆囊颈部以及胆囊管全周后，结扎、切断胆囊管。通常使用 2-0 丝线或可吸收线进行结扎（图 1-2-13）。也可根据胆囊管的粗细、并发炎症程度，使用 loop 或自动闭合器来切断胆囊管。有时，对于仅能剥离到胆囊颈部的病例，可以采取切开胆囊、取出结石、缝合闭合胆囊颈部的胆囊次全切除术（图 1-2-14）。

建议术中行胆道造影，确认有无结石残留以及胆管损伤。但是，合并胆囊管闭塞以及无法长距离剥离胆囊管的病例，也可免于进行胆道造影。当术中确认胆管内结石（结石掉入胆管）时，可以同期行经胆囊管取石术或胆总管切开取石术。但对于炎症较重的病例，以上处理相对困难。此时，改为开腹取石手术，或者是术后内镜下取石，术中判断也非常困难。

图 1-2-13　胆囊管、胆囊颈部的结扎

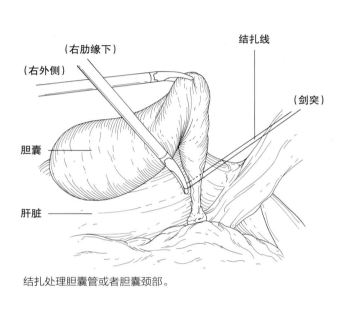

结扎处理胆囊管或者胆囊颈部。

图 1-2-14　胆囊颈部的缝合

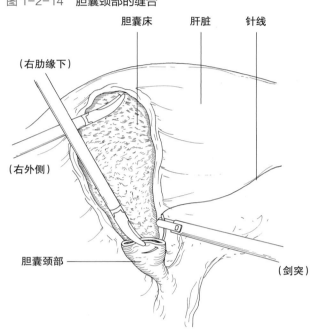

切开胆囊、取出结石、缝合闭合胆囊颈部的胆囊次全切除术。

陷阱

不要固执地非要行造影检查。

▶ 场景 4　从胆囊床切离胆囊，由切口取出胆囊

用超声刀从胆囊床剥离胆囊时应避免伤及肝实质。将胆囊向腹侧头侧上提，保持一定的张力，确认离断解剖层次进行凝固切离（图 1-2-15）。除了急性期患者外，由于浆膜下层的炎症改变，多数患者中很难识别离断层。如果结石掉落腹腔内，尽可能地将其回收在取物袋内。

为防止发生胆囊穿孔、结石掉落、切口污染，应使用取物袋，并将其从脐部切口取出（图 1-2-16）。胆囊肿胀明显，取出困难时，可以适当延长切口。因结石原因取出困难时，注意保护切口的同时在取物袋内切开胆囊、粉碎结石。

图 1-2-15　从胆囊床切离胆囊

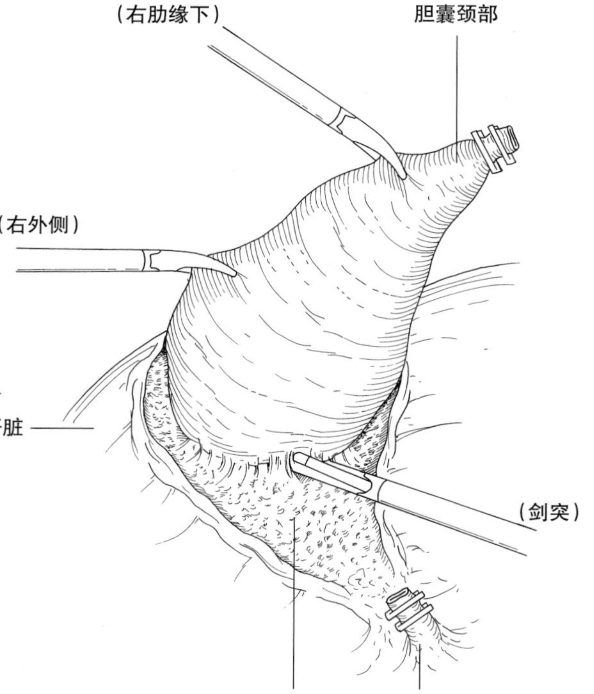

（右肋缘下）

胆囊颈部

（右外侧）

肝脏

（剑突）

胆囊床　胆囊管

将胆囊向腹侧头侧上提，保持一定的张力，确认离断解剖层次，进行凝固切离。

图 1-2-16　利用取物袋将胆囊从切口取出

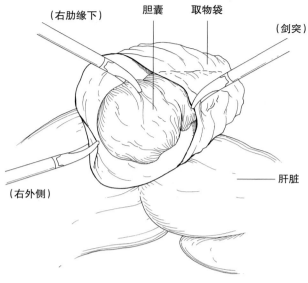

（右肋缘下）　胆囊　取物袋

（剑突）

肝脏

（右外侧）

将取物袋的开口处用剑突下钳子和右外侧钳子把持，装入胆囊，从脐部切口取出。

陷阱

① 胆囊床的出血，如果是静脉性出血，使用小纱布条压迫 5min，多数出血可受到控制。纱布条压迫止血无效时，可考虑使用电凝止血或创面覆盖止血纱布。

② 不能执着于镜下止血操作，如果出血到了需要输血的程度，建议迅速转为开腹手术。

③ 胆囊剥离操作完成后，取出胆囊前必须确认有无胆囊床的活动性出血。

▶ **场景 5**　**确切止血，冲洗，留置引流管，闭合切口**

　　用 3000 ~ 5000mL 生理盐水冲洗腹腔，充分止血、确认有无胆管损伤。在胆囊床留置引流管。

　　严密缝合腹壁，用大圆针缝合腹直肌鞘及腹膜。冲洗切口后，将脐部及其他戳卡切口进行皮内缝合。

陷阱

彻底止血，充分冲洗。

● 术后

◈ 术后管理

若手术顺利完成，术后管理与普通 LC 相同。笔者遵守术后第 4 天出院的 LC 临床路径，即便是重度炎症，多数早期手术的患者，也没有延长住院时间。

另外，在高龄患者中，急性胆囊炎并发浸润性胆囊癌者不在少数。因此，对切除胆囊进行仔细的病理检查是非常有必要的。

◈ 应注意的并发症及其处理方法

1. 脓肿形成

即便并发重度炎症，只要胆囊管处理确切，彻底冲洗术区，极少发生脓肿形成情况。另外，胆囊次全切除的病例、炎症侵入肝实质的病例、止血困难的病例，其脓肿形成的可能性增加。在胆囊窝留置引流管，根据引流液的性状及量、体温变化、全身反应等情况确定拔管时间。对于迟发性脓肿形成，根据胆汁细菌培养结果，给予抗生素、脓肿穿刺以及再置引流管等处置。

2. 胆管损伤

术中明确胆管损伤，可采取腔镜下修复、留置 T 管或者开腹手术等措施。对于术后胆漏，如果没有明显的腹膜刺激征，引流通畅，可继续观察 3 天。如果无法自行闭合，采用内镜下逆行胆道造影（Endoscopic retrograde cholangiopancreatography，ERCP）检查，找出胆漏部位，进行内镜下鼻胆管引流术（Endoscopic nasobiliary drainage，ENBD），并考虑再次开腹手术。

3. 并发胆囊癌

对于重度炎症病例，不能排除并发存在浸润性胆囊癌的可能，特别是老年人。因此，术前详细交代，告知约存在 1% 的可能并发胆囊癌。

对于胆囊切除后被诊断为胆囊癌的患者，根据术中切除范围确定下一步治疗方案。

● 参考文献

[1] Strasberg SM, Hertl M, and Soper NJ: An analysis of the problem of biliary injury during laparoscopic cholecystectomy. J Am Coll Surg 1995; 180: 101-125.
[2] Kelly MD: Laparoscopic retrograde (fundus first) cholecystectomy. BMC 2009; 9: 1-8.
[3] Kimura T, Suzuki K, Umehara Y, et al: Features and management of bile leakage after laparoscopic cholecystectomy. J Hepatobiliary Pancreat Surg 2005; 12: 61-64.

第 3 节　腹腔镜下胆总管探查取石术

松村直樹，德村弘实　東北劳灾病院外科

术前

◆ 手术适应证

　　腹腔镜下胆总管探查取石术（Laproscopic common bile duct exploration，LCBDE）适用于 1 年内无上腹部手术史、可耐受全身麻醉的胆囊合并胆总管结石或者胆总管结石的病例。而对于急性重症胆囊炎病史、Mirizzi 综合征、有胃部手术史以及胆管内充满结石的病例，由于手术难度较高，术者可根据自身的经验和熟练度选择腹腔镜胆囊切除术（LC）＋内镜下十二指肠乳头括约肌切开取石术（EST），或者开腹手术等措施。

　　具体术式包括经胆囊管取石术和胆总管切开取石术。经胆囊管取石术，在不切开胆总管的前提下利用胆囊管路径取石，是最为理想的 LCBDE 术式。但是受到胆囊管直径限制以及胆道镜对肝侧观察困难等因素影响，如果胆总管内结石在 8mm 以下，数量在 4 个以内，并且胆囊管为非低位汇入型，可以作为经胆囊管法的适应证。不适合经胆囊管取石的病例，则作为胆管切开取石的适应证。胆管切开取石虽然需要缝合结扎，但是更容易对肝侧进行操作，胆道镜的操作性更高，

图 1-3-1　手术适应证

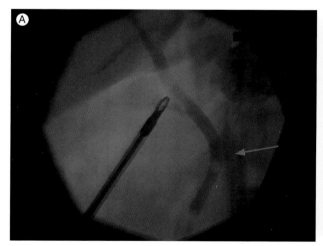 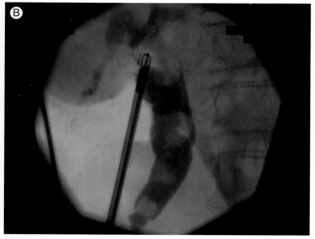

A：经胆囊管取石术的适应证
· 结石直径为 8mm 以下、数目为 4 枚以下；
· 胆囊管非低位汇入型；
· 肝脏侧胆管内无结石。

B：胆管切开取石术的适应证
· 不适用于经胆囊管取石术的病例。

适合于多发结石的病例（图 1-3-1）。参考术前的 DIC-3D CT 或者 MRCP 等，最终以术中胆道造影（Intraoperative cholangiography，IOC）的结果来决定手术入路。

◈ 手术操作概略

同 LC 手术一样，术中显露关键性术野（Critical view），充分游离胆囊管，夹闭胆囊管后切开小口将造影管插入行 IOC。根据 IOC 结果选择合适的取石路径。

经胆囊管取石术时，从造影管置入引导线，再进行气囊扩张，使胆囊管扩张后，将细胆道镜插入。

胆管切开取石术时，切除肝十二指肠韧带内脂肪结缔组织，显露胆管表面，切开肝总管后，插入胆道镜。切开取石结束后，要对胆管进行缝合关闭，需要留置 C 管或 T 管。

取石结束后，再次行胆道造影，确认有无胆漏及结石残留，之后再摘除胆囊。在肝下留置引流管，结束手术。

◈ 应注意的术前管理

手术前一日入院，入院当晚可进食，无须进行肠道准备。

通常，LC 手术当日给予抗生素 1 天，而 LCBDE 术中胆汁可能会泄漏到腹腔内，建议连续 3 天给予抗生素。

对于并发中度以上急性胆管炎或者梗阻性黄疸的病例，建议行内镜下鼻胆管引流术（Endoscopic nasobiliary drainage，ENBD），为了保护十二指肠乳头括约肌的功能，一般不行 EST。待全身状态改善后，择期行 LCBDE。

● 腹腔内操作前的准备

◈ 体位和手术团队、手术器械的配置（图1-3-2）

患者头高位、偏左侧卧位。术者站立于患者左侧，助手站立于患者右侧，扶镜助手站立于术者的左侧。

◈ 戳卡插入位置

脐上插入 12mm 镜头用戳卡（图 1-3-3 ①）。通常 LC 手术中，图 1-3-3 所示位置插入 5mm 戳卡 3 个（图 1-3-3 ② ~ ④）。LCBDE 手术中，除了上述图 1-3-3 ② ~ ④戳卡外，平脐锁骨中线位置追加一个 5mm 戳卡（图 1-3-3 ⑤）。胆管切开取石术中，将图 1-3-3 ② 的 5mm 戳卡变更为 12mm 戳卡。

图 1-3-2 手术室配置

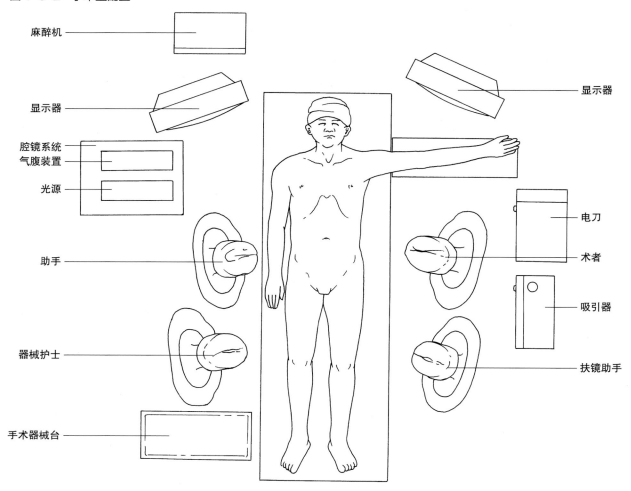

麻醉机

显示器

显示器

腔镜系统
气腹装置

光源

电刀

术者

助手

吸引器

器械护士

扶镜助手

手术器械台

图 1-3-3 戳卡的位置

脐上插入 12mm 镜头用戳卡①；通常 LC 手术中，戳卡②~④为 5mm 戳卡；LCBDE 手术，追加一个戳卡⑤；胆管切开取石术，将戳卡②变更为 12mm 戳卡。

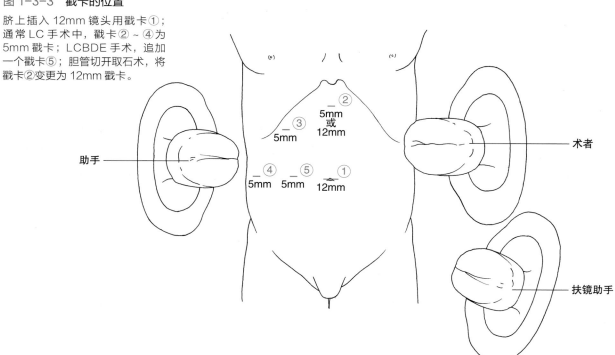

助手

术者

扶镜助手

② 5mm 或 12mm

③ 5mm

④ 5mm

⑤ 5mm

① 12mm

● 手术操作流程

1 剥离Calot三角，显露关键性术野（Critical view）。　▶场景1

2 术中进行胆道造影。　▶场景2

经胆囊管取石术的胆道镜入路

3 置入引导线，插入球囊，扩张胆囊管。　▶场景3

4 准备胆道镜。　▶场景4

5 插入细的胆道镜。　▶场景5

胆总管切开取石术的胆道镜入路

6 切除胆总管前方的肝十二指肠韧带内脂肪结缔组织，纵向切开肝总管。　▶场景6

7 取石。　▶场景7

8 缝合关闭。　▶场景8

9 留置引流管。　▶场景9

10 再行IOC，摘出胆囊，放置引流管。　▶场景10

● 每个场景的手术操作及构成

▶场景1　**剥离Calot三角，显露关键性术野（Critical view）（图 1-3-4）**

　　LCBDE 术中显露 Critical view 的意义在于预防胆管损伤，以及将胆囊管解剖成直线。胆囊管内有螺旋瓣（Heister's valve），充分游离胆囊管（1.5cm 以上）后，伸展胆囊管，使得螺旋结构变直，易于放置造影管。胆囊管周围，特别是游离背侧结缔组织后，胆囊管伸展得更好。另外，胆囊管近心端较粗，螺旋结构更为平缓，此处剥离胆囊管越长越好。

图 1-3-4　显露 Critical view
助手通过经戳卡④的钳子把持胆囊底部，向右侧腹侧牵拉。

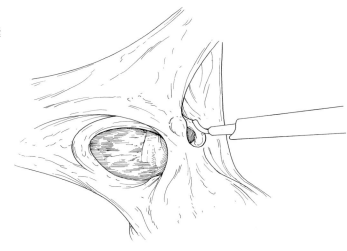

助手通过经戳卡④的钳子把持胆囊底部，向右侧腹侧牵拉。术者用左手，通过经戳卡③的钳子把持胆囊颈部，显露 Calot 三角。用电钩，从外侧、内测游离附着于肝脏上的胆囊浆膜。从外侧开始剥离 Calot 三角，显露 Critical view。

游离胆囊管的过程中，用电钩切离非常有用。虽然 Calot 三角从内侧剥离很容易，但从外侧留意神经走行，用电钩切离解剖十分顺手（图 1-3-5）。

游离过程中，需要注意电刀电流造成的胆囊管、胆总管的热损伤，以及周围脏器（十二指肠）的损伤。另外，为了进行 IOC，在胆囊管上切开小口后尽量不再进行胆囊管的游离，强行游离容易导致胆囊管的断裂，所以要提前进行充分游离。

图 1-3-5　胆囊管的剥离

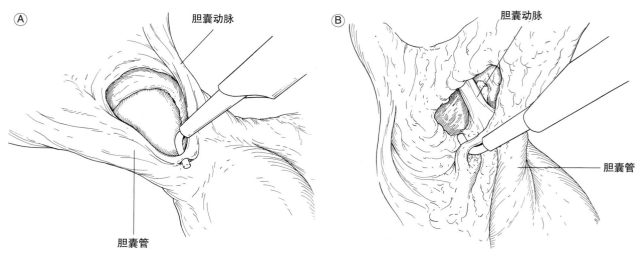

A：游离胆囊管的内侧。

B：游离胆囊管的外侧。

▶ 场景 2　术中进行胆道造影

胆囊管的长度一般为 2～5cm，造影管的插入标准深度为 5cm。如果继续插入，可能会导致结石嵌顿在十二指肠乳头处。

将经戳卡④把持胆囊底部的钳子固定在覆盖体表的手术巾上，解放出助手双手（图 1-3-6）。这样助手可以更好地协助术者，置入造影管、准备胆道镜，以及取石。在 IOC 操作中，助手通过经戳卡⑤插入的把持钳，代替术者将胆囊颈部向外牵拉。

将造影管倾斜 30°，用把持钳钳夹后沿胆囊管走行方向插入。

术者将造影钳子［胆道造影固定钳子（OLSEN）］经戳卡③插入，将造影管置入胆囊管内（图 1-3-7）。在 X 线下行胆道造影，确认有无胆管损伤，以及结石的位置、大小、数量等，进一步决定手术方式。

图 1-3-6　固定经戳卡④把持胆囊底部的钳子

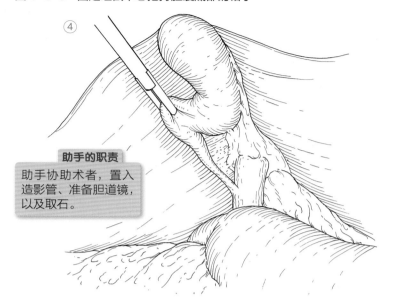

助手的职责
助手协助术者，置入造影管、准备胆道镜，以及取石。

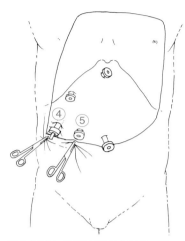

固定经戳卡④把持胆囊底部的钳子，解放出助手双手。

图 1-3-7　术中胆道造影

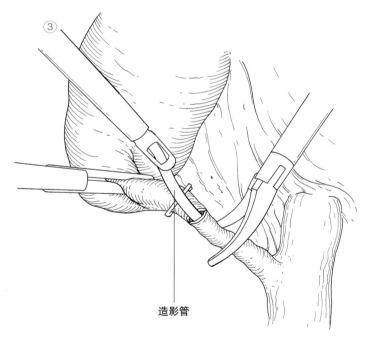

造影管

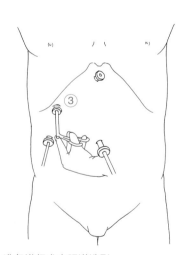

准备进行术中胆道造影。

陷阱

　　即便游离充分或者胆囊管被解剖成直线化，置入造影管仍然出现困难。此时，可以将胆囊管纵向切开，在相对较粗的近心端进行尝试更好。如果这样仍然失败，先置入引导线（后述），通过引导线再置入造影管。

经胆囊管取石术的胆道镜入路

▶ **场景3** **置入引导线，插入球囊，扩张胆囊管**

　　几乎所有操作中，助手作用都非常重要。术者在左手造影钳子打开状态下保持造影管不被拔出。助手将引导线（直径 0.032cm、长约 150cm，直管）穿入造影管内。当引导线通过胆囊管的开口处后，术者用左手将造影钳和造影管拔出，用右手钳子把持引导线，防止脱落（图 1-3-8）。从 5mm 的戳卡插入 2.9mm 的纤维胆道镜会影响气腹的密闭性，所以腹壁放置 3mm 的戳卡为宜。助手在体外将 3mm 戳卡套入引导线，之后再装入 5mm 戳卡③内（图 1-3-9）。

图 1-3-8 插入引导线

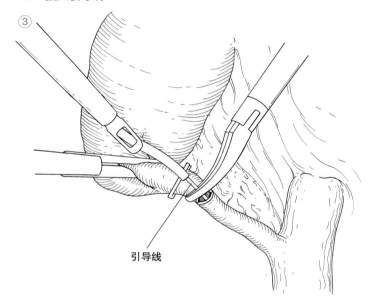

引导线

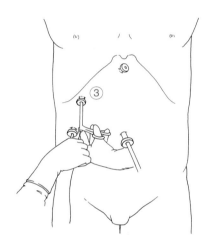

助手将引导线插入，术者用右手固定引导线。

图 1-3-9 戳卡③内装入 3mm 戳卡

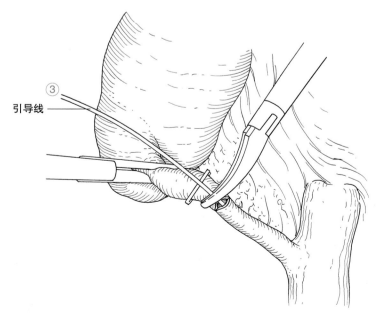

引导线

③

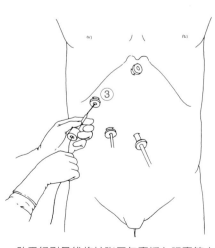

助手经引导线将扩张用气囊插入胆囊管内。为了防止气腹漏气，助手安装 3mm 戳卡。

插入后，术者手持扩张气囊，用经戳卡②的钳子调整扩张气囊的前端，助手用扩张器将气囊内压稳定在 9mmHg，持续约 4min（图 1-3-10）。

扩张气囊期间，准备胆道镜，提高工作效率。

图 1-3-10　插入扩张气囊和扩张胆囊管

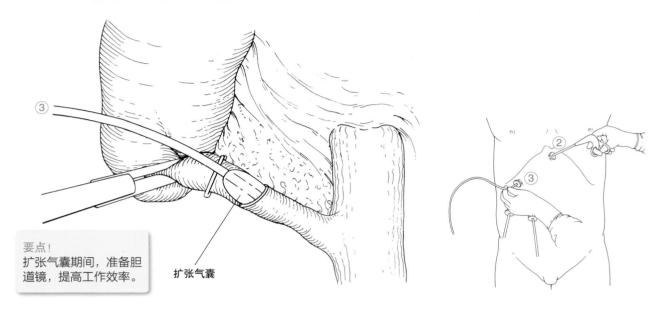

要点！
扩张气囊期间，准备胆道镜，提高工作效率。

扩张气囊

陷阱

　　将戳卡③尽可能深插入腹腔，这会使腹腔内戳卡轴变长，引导线、扩张气囊以及胆道镜不易弯曲，更利于操作。

　　尽可能缩短（将器械从包装盒取出等）准备时间。此时，只需准备引导线、扩张气囊，以及胆道镜附属品即可。纤维胆道镜及其附属品可以在扩张胆囊管时准备，这不仅可减少台上零乱，还能缩短手术时间。

▶ 场景4　**准备胆道镜**

胆道镜除了镜身外，还有光源线、视频线、灌注系统 3 条线。如图 1-3-11 所示布置胆道镜，装卸十分方便。

▶ 场景5　**插入细的胆道镜**

经胆囊管取石术所使用的细胆道镜直径 2.9mm，经戳卡③插入。术者左手持胆道镜操作部与角度控制钮。助手将扩张气囊放气后取出（图 1-3-12），术者用右手钳子把持引导线，防止引导线被一同拔出。助手将引导线穿过胆道镜，将胆道镜前端送入胆囊管切开口处。术者放松右手钳子，用右手将胆道镜从体外操作，插入胆囊管中（图 1-3-13、图 1-3-14）

图 1-3-11 布置胆道镜

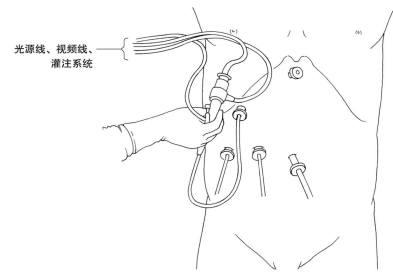

光源线、视频线、灌注系统

图 1-3-12 取出扩张气囊

助手将扩张气囊放气后取出，术者用钳子把持引导线，防止引导线被一同拔出。

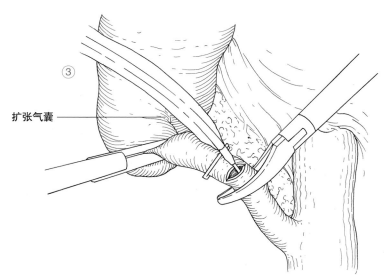

③

扩张气囊

图 1-3-13 插入胆道镜①

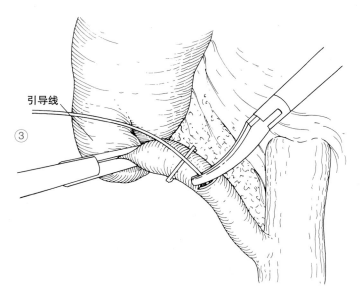

引导线

③

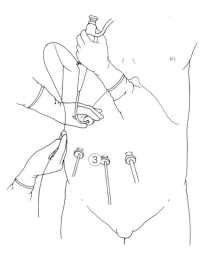

③

助手将引导线穿过胆道镜，术者左手持胆道镜操作部。

图 1-3-14 插入胆道镜②

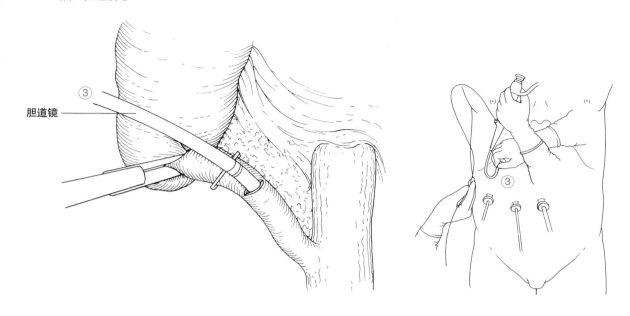

胆道镜

③

陷阱

术者放松引导线，把持胆道镜镜身时，注意引导线从胆囊管内脱出。将戳卡
③深插入，避免胆道镜软质镜身无过多扭曲，即可轻松插入胆囊管内。

胆总管切开取石术的胆道镜入路

▶ **场景 6** **切除胆总管前方的肝十二指肠韧带内脂肪结缔组织，纵向切开肝总管**

胆囊管的走行一般是在胆总管的右侧并行汇入，也有在肝总管的前面或者后面走行，最后汇入左侧的情况。不管是何种形式，相比较三管汇合部，肝脏侧肝总管的入路较为容易进行切开操作。切开肝十二指肠韧带的浆膜层，充分移除韧带内脂肪结缔组织（图 1-3-15、图 1-3-16）。当显露肝总管前面时，确认肝总管的左、右缘，根据预定切开长度，充分游离。同时，也考虑手术的安全性、胆道镜的操作性以及缝合关闭的难度等。

切开胆管时，可以使用腔镜用手术刀、剪刀以及电钩等器械（图 1-3-17）。切开胆管的出血，可以采用压迫止血的方法来处理。胆管切口处使用腹腔镜手术专用纱布压迫，无须用钳子压迫，止血期间准备胆道镜，提高工作效率。

当止血效果不佳时，可以用电钩精准电凝出血点，但必须考虑到热损伤以及组织挛缩。

胆道镜的插入可选择经戳卡②或③。

图 1-3-15 剥离肝十二指肠韧带，以及切开胆管 ①

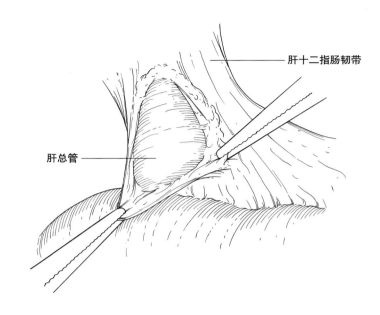

肝十二指肠韧带

肝总管

图 1-3-16 剥离肝十二指肠韧带，以及切开胆管 ②

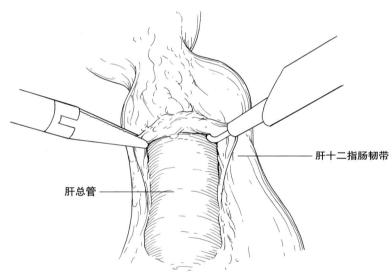

肝十二指肠韧带

肝总管

图 1-3-17 剥离肝十二指肠韧带，以及切开胆管 ③

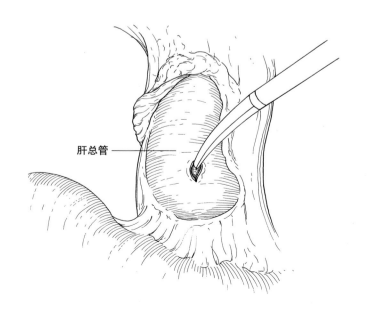

肝总管

> **陷阱**
>
> 　　移除脂肪结缔组织时，"右手持电钩，左手持剥离钳"，或者"双手持剥离钳（右手钳子接通电刀）"进行操作。
>
> 　　如上所述，胆道镜及其附属品可以在压迫止血时准备，这不仅避免台上物品零乱，还能缩短手术时间。

▶ 场景 7　取石

1. 不使用胆道镜下取石

　　用生理盐水冲洗，吸引排出结石。用大水流进行冲洗，突然拔出冲洗吸引器即可排出结石（图 1-3-18）。即便不能排出，结石能够移动至切开处，此时，用钳子从胆管左、右两侧辅助挤压，便于结石无破碎状态被取出（图 1-3-19）。也可在Forgarty 导管辅助下取出结石。为了预防结石掉落，每次取出结石后放入取物袋内。

图 1-3-18　用冲洗吸引器取石

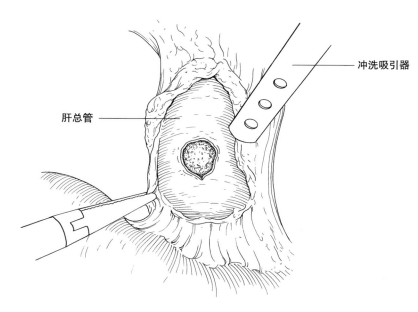

图 1-3-19　在钳子辅助下压迫排石

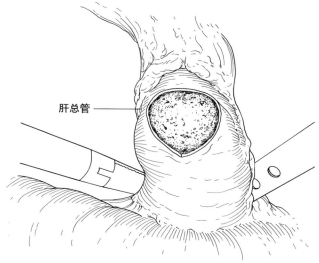

2. 胆道镜下取石

插入胆道镜时，用生理盐水灌洗胆管内腔。胆管切开取石术时，采用边插入胆道镜边用生理盐水冲洗的方法，多数能够冲洗出多数结石。

然后，应用取石网篮进行取石。取石网篮的插入操作、捞取结石等主要由助手完成。将网篮前端置于结石前方或者深处，慢慢前后移动已打开的网篮，将结石挂在网篮上，之后移动网篮将结石置于有利于处理的位置（图 1-3-20）。术者用左手调整胆道镜的角度，右手旋转软质镜身，使取石网篮正对结石，将结石捞起、取出（图 1-3-21）。此刻，术者与助手的协作非常重要。

> **要点！**
>
> LCBDE 与 EST 的内镜治疗区别是，对于乳头括约肌功能的保存以及胆道镜下的观察不同。胆道镜可以观察到以毫米为单位的微小结石，并且有可能一次完成所有结石的取出。

▶ 场景 8 缝合关闭

胆管切开取石术需要缝合，使用 4-0 的可吸收线行连续缝合。从戳卡②插入持针器，顺持针器长轴方向持针，并且无须旋转针而直接运针。缝合方法：采用连续缝合，针距为 1～2mm，术者用左手钳子仔细确认胆管壁后缝合第一针，缝合第二针之后术者用左手钳子牵引缝线，胆管壁自然被上抬，运针变得更加容易（图 1-3-22）。

腔镜下结扎缝合是基本功，必须熟练掌握。如果使用倒刺缝合线（Ethicon）代替结扎，操作更加简便。

▶ 场景 9 留置引流管

胆管切开取石术，原则上需要留置 C 管或者 T 管。

1. C管引流

C 管引流的目的是减压胆管，防止术后发生胆漏。如果，术前已经置入 ENBD 或 PTCD 管，则可代替 C 管引流。放置 C 管，自右侧腹部引入，置于距胆囊管切开口 5cm 深处。用弹性线捆扎胆囊管。用钳子试探 C 管的张力，过松则容易自行脱落，过紧则拔管困难。在适当的张力下，用夹子或可吸收线进行固定（图 1-3-23）。

2. T管引流

T 管引流多用于结石数量多，取石时结石碎裂，或者液电碎石术（EHL）导致结石破碎的患者。即便术后结石残留，也可经 T 管取出结石。常用的 T 管直径为 7mm，放置 T 管后缝合胆管时，应避免将 T 管一同缝合（图 1-3-24）。

图 1-3-20　应用取石网篮操作的要点

A：用网篮取石（当结石漂浮时候）。

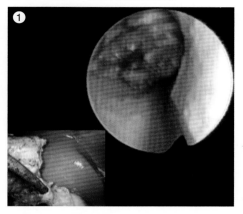 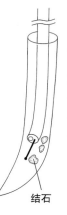

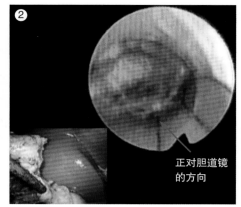 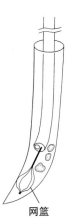

正对胆道镜
的方向

结石

网篮

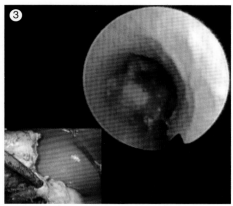 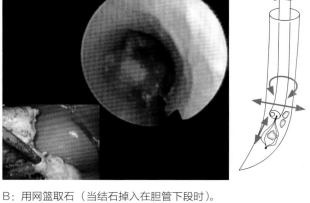

① 将取石网篮前端置于结石的深面。
② 打开网篮。
③ 一边向近处提拉，一边对导丝进行活塞运动，胆道镜保持一定
　 的弯曲和角度，将结石诱导至网篮内。

B：用网篮取石（当结石掉入在胆管下段时）。

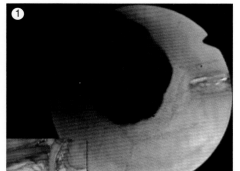 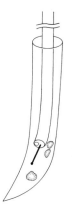

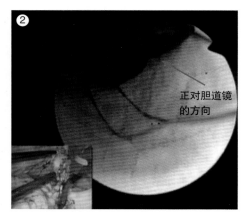 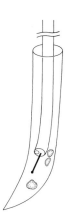

正对胆道镜
的方向

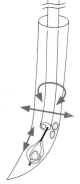

助手的职责

插入取石网篮，捞取
结石。

①、② 将取石网篮前端置于结石前方，打开网篮，将结石从侧方
　　　 捞入。
③ 打开网篮，钩拉结石，调整胆道镜角度和曲度，将结石诱导进
　 入网篮内。

图 1-3-21 应用网篮取石

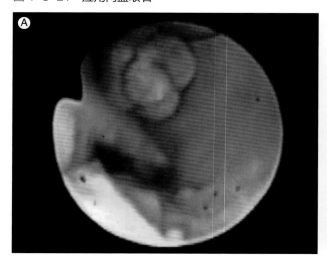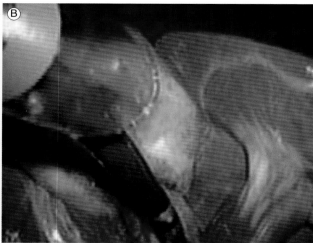

图 1-3-22 胆管的缝合

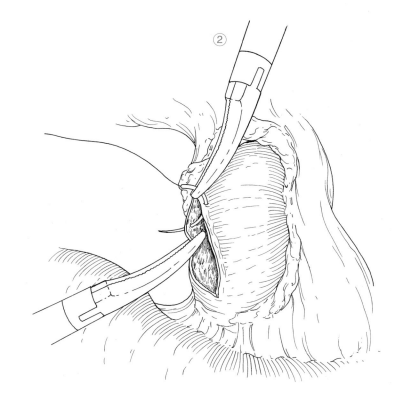

图 1-3-23　放置 C 管及固定

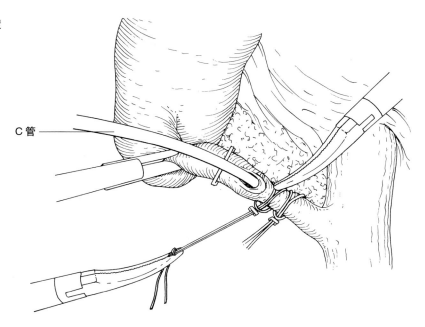

图 1-3-24　插入 T 管及缝合胆管

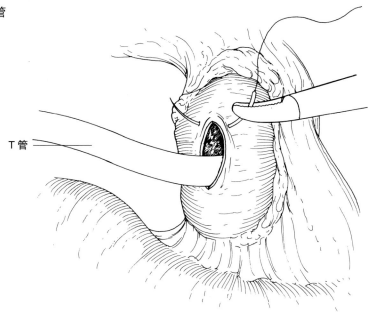

▶ 场景 10　**再行IOC，摘出胆囊，放置引流管**

再次行术中胆道造影（IOC），确认无结石残留及胆汁外漏，离断胆囊管，进行胆囊床的切离。将切除胆囊置于取物袋中，自脐部切口取出。经戳卡②，在肝下胆总管前方留置直径 5mm Penrose 引流管 1 个，缝合切口，结束手术。

● 术后

◈ 术后管理

术后第 2 天下床活动，开始进食。连续 3 天给予抗生素治疗。

经胆囊管取石术的患者与普通 LC 相同，术后 2 天可以出院。

对于胆管切开取石留置 C 管的患者，如果没有胆汁漏，术后第 2 天开始夹闭 C 管，术后第 3 天进行 C 管造影检查，确认无结石残留或胆汁漏，术后第 4 天再夹闭 C 管，术后第 5 天拔除 C 管，术后第 6 天拔除腹腔引流管，术后第 7 天出院。

对于胆管切开取石留置 T 管的患者，与 C 管引流患者一样行造影检查。确认无结石残留，将 T 管夹闭，腹壁上固定好后出院。1 个月后返院，再次进行造影检查，为了保险起见，将 T 管置换为内瘘管（16Fr）。如无胆汁外漏表现，则第 2 天夹闭引流管，第 3 天拔除引流管，缝合切口后出院。如发现有结石残留，则经 T 管窦道进行胆道镜下取石。

胆红素钙化的结石症患者，术后 6 个月至 1 年内需要口服熊去氧胆酸。

要点！

- 引流管的管理。
- 术后特殊护理（营养、尿便护理）。

◈ 应注意的并发症及其处理方法

留置引流管的情况下，术后原则上不会发生胆漏，但是引流管在腹腔内弯曲或者脱落，有可能发生胆漏。如果发生，则可尝试进行 ENDB 等保守治疗。

LC 或 LCBDE 术后结石遗留或者结石再发的病例中，绝大多数患者并无胆管周围的严重粘连。能够耐受全身麻醉，胆管直径 10mm 以上者，可行胆管切开取石术；胆管直径较细者，则可考虑进行内镜下治疗。

第4节 先天性胆道扩张症的手术

大塚隆生，髙畑俊一，田中雅夫 九州大学大学院医学研究院临床·腫瘍外科

● 术前

◈ 手术适应证

本术式的适应证是不伴有胆管癌仅合并胆总管扩张的户谷 I 型先天性胆道扩张症。

◈ 手术操作概略

在先天性胆道扩张症中，扩张的胆管会引发较高的恶变率，因此要对肝外胆管进行预防性切除。而恶变的诱因是胰液与胆汁的混合，为防止这一诱因的影响，要进行分流手术（Roux-en-Y 式肝管空肠吻合术）。

为了避免扩张胆管的残留，胆管预定切除线是根据肝总管和胰内胆管的狭窄段（Narrow segment）来进行设定的（图 1-4-1）。然而在狭窄段（Narrow segment）较短的病例中，过度向下切除胆管会因为胰管损伤而导致难治性胰瘘，所以需选择合适的离断点。肝管断端被固定在肝门较深的部位，并且不能在肋缘下向头侧插入戳卡，钳子与持针器的活动范围受限，因此肝管空肠吻合术是本术式中最难操作的部分。

图 1-4-1 户谷 I 型先天性胆道扩张症

伴有胰胆管合流异常的胆总管囊状扩张是户谷 I a 型的特征。胆管预定切除线（红线）是根据肝总管和胰内胆管的狭窄段（Narrow segment）来进行设定的。

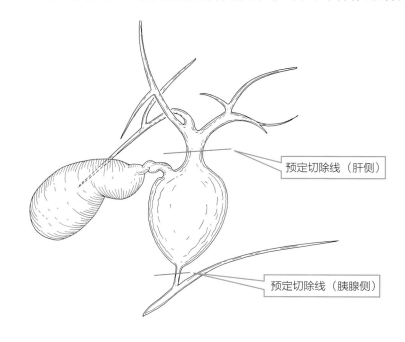

预定切除线（肝侧）

预定切除线（胰腺侧）

◈ 术前管理的注意事项

进行内镜下逆行胆道造影（Endoscopic retrograde cholangiopancreatography, ERCP）检查，提前把握狭窄段（Narrow segment）的长度以及与主胰管的位置关系。另外，结合胆汁细胞学检查和其他影像诊断排除合并恶性肿瘤的可能。在合并胆管炎的病例中，需要内镜下或经皮行胆道引流，待炎症稳定后再行手术。

● 腹腔内操作前的准备

◈ 体位和手术团队、手术器械的配置

患者取分腿位，术者站立于患者右侧，根据需要可以转换至患者的两腿之间或左侧。两个显示器置于患者头侧尽量靠近正中的位置，气腹装置放置于术者对面的患者左侧位置，超声刀电源设备、电刀电源装置放置于术者一边的患者右侧，管线类和吸引器管道（与麻醉师共用）都放置在术者的左侧通过，避免影响术者的移动（图 1-4-2A）。

图 1-4-2　手术室配置与戳卡插入位置

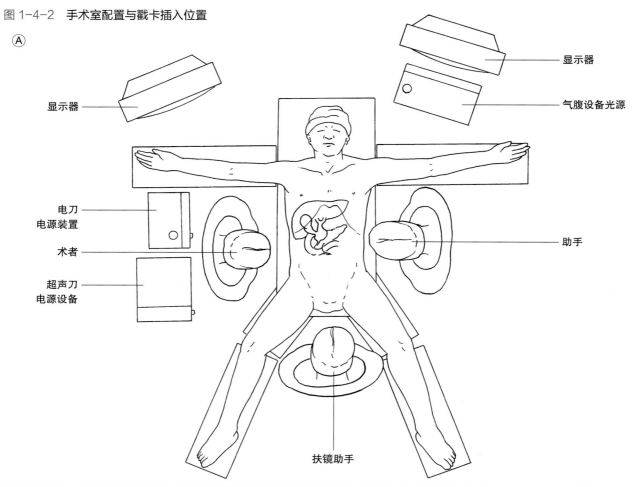

Ⓐ

显示器

显示器

气腹设备光源

电刀电源装置

术者

超声刀电源设备

助手

扶镜助手

患者取分腿位，术者站在患者右侧，两个显示器置于患者头侧尽量靠近正中的位置，气腹装置放置于术者对面的患者左侧位置，超声刀电源设备、电刀电源装置放置于术者一边的患者右侧，管线类和吸引器管道（与麻醉师共用）都放置在术者的左侧通过，避免影响术者的移动。除了术中所需的 5 个戳卡，在剑突下切开一小口，插入肝脏压排拉钩，将肝门部展开。术者右手操作用的右锁骨中线戳卡，放置在脐部戳卡稍稍靠足侧一些，在形成共轴位时这里会成为镜头戳卡。

图 1-4-2（续）

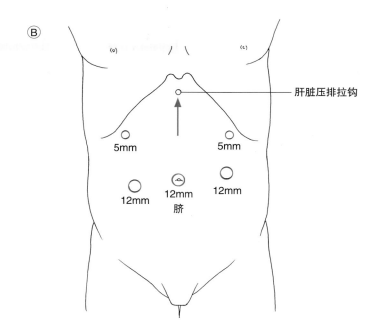

肝脏压排拉钩

5mm　　5mm

12mm　12mm　12mm
　　　　脐

◈ 戳卡插入位置

除了术中所需的 5 个戳卡，在剑突下切开一小口，插入肝脏压排拉钩，将肝门部展开（如图 1-4-2B 箭头所示）。术者右手操作用的右锁骨中线戳卡放置在脐部戳卡稍稍靠足侧一些的位置，在形成共轴位时这里会成为镜头戳卡，保证视野中心始终维持在肝门部并保持稳定。另外，为了做成胆道重建的结肠后路径，可以让横结肠系膜位于戳卡的头侧，便于钳子操作。

镜头一般使用 30° 斜视镜。

● 手术操作流程

1 将胆囊从肝床上剥离。　▶场景 1

2 切断胰腺侧胆管。　▶场景 2

3 将胆管向肝门部游离。　▶场景 3

4 上提肠襻的制作。　▶场景 4

5 肝侧胆管离断。　▶场景 5

6 肝管空肠吻合。　▶场景 6

7 空肠空肠吻合。　▶场景 7

8 肠系膜缺损部的关闭。　▶场景 8

9 止血，冲洗，留置引流管。　▶场景 9

可以采取小切口行肝管空肠吻合以及 Roux-en-Y 的空肠空肠吻合（腹腔镜辅助手术），本文介绍的是全腹腔镜下的手术步骤。

切除、重建的大部分操作由术者站在患者右侧进行。不过为了便于操作，术者会适当地变更所使用的戳卡，可移动到患者腿间或左侧进行操作。

● 每个场景的手术操作及构成

▶场景1　将胆囊从肝床上剥离

术者站在患者右侧进行操作，与书中所展示的腹腔镜胆囊切除术的操作不同。助手将胆囊底部向头侧抬起，使肝十二指肠韧带更好地展开，当然也有人认为将胆囊剥离操作放在后面进行，但为了利用肝脏压排拉钩更稳定地展开术野，笔者还是最先进行胆囊剥离操作。使用电钩从胆囊底部开始顺行剥离，将Calot三角内的胆囊动脉切断。

由于在户谷Ia型胆道扩张症中，胆囊管汇流部是囊状扩张的上缘，所以将胆囊管提前游离至三管汇合部（图1-4-3）。不切断胆囊管，进入下一步操作。

图1-4-3　将胆囊从肝床剥离

使用电钩从胆囊底部开始顺行剥离，在Calot三角内结扎切断胆囊动脉。将胆囊管提前游离至三管汇合部，不切断胆囊管，进入下一步操作。

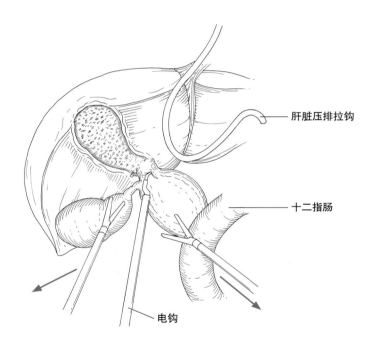

肝脏压排拉钩

十二指肠

电钩

▶场景2　切断胰腺侧胆管

从右腹侧向下俯视肝脏十二指肠韧带，同时将肝十二指肠韧带的十二指肠头侧附着部，以及胆管的右侧和左侧的浆膜切开，剥离至胆管（图1-4-4）。此时，助手将十二指肠向足侧牵引以展开肝十二指肠韧带，便于看到胰腺上缘。沿着胆管的左、右两侧向肝侧切开肝十二指肠韧带的浆膜，剥离胆管背侧，接下来剥离胆管的左侧，在胰腺上缘将胆管绕带悬吊。向肝侧腹侧提拉悬吊带，将胰内胆管向狭窄段（Narrow segment）进行全周剥离，使其与胰腺稍稍分离（图1-4-5）。术者左手适度调整胆管的角度，用钳子在胰腺和胆管之间剥离，用电刀或超声刀离断胆管周边的条索样组织。此时注意不要损伤胰腺实质，但如果操作靠胆管一侧过近的话，电刀轻轻地烧灼可能就会造成胆管破口，胆汁外漏则会导致难以看到正确的剥离层次。

在到达狭窄段（Narrow segment）后，进行包含缝扎在内的双重结扎，然后切断胆管。在需要用夹子时，最好使用不易脱落且具有锁止功能的血管夹。当将狭窄段（Narrow segment）从胰腺内牵拉出很长时，在血管夹的牵拉作用下，狭窄段（Narrow segment）无法回归原位，胰管则可能会被牵拉而处于变形的状态。如不使用有锁止功能的血管夹，则很容易滑脱，一旦从狭窄段（Narrow segement）处滑脱，由于存在胰胆管合流异常，则引起重度胰瘘，所以尽量不使用血管夹进行夹闭。胆管的切除侧也要予以结扎后切断，防止胆汁外漏。

图 1-4-4　胰腺侧胆管的显露

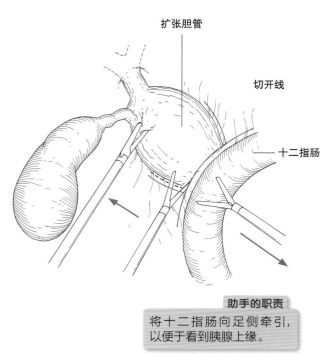

扩张胆管

切开线

十二指肠

从右腹侧向下俯视肝脏十二指肠韧带，同时将肝十二指肠韧带的十二指肠头侧附着部，以及胆管的右侧和左侧的浆膜切开，剥离至胆管。

图 1-4-5　胰腺侧胆管的离断

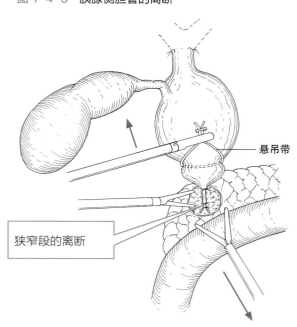

悬吊带

狭窄段的离断

向肝侧、腹侧提拉悬吊带，将胰内胆管向狭窄段（Narrow segment）进行全周剥离，使其与胰腺稍稍分离。在到达狭窄段（Narrow segment）后，进行包含缝扎在内的双重结扎。

▶ 场景 3　**将胆管向肝门部游离**

　　将胆管向腹侧翻起，自肝十二指肠韧带向肝门方向游离出来（图 1-4-6）。扩张的胆管由于周围慢性炎症的原因易出血，使用超声刀一边止血一边进行剥离操作。通常情况下，肝右动脉在肝总管水平沿胆管背侧走行，所以之前离断的胆囊动脉可以作为确认肝右动脉的标志，当肝右动脉位于吻合部位时，可将其从肝管背侧移开。为了使三管汇合部位于切除侧，需将切除线设定在肝总管水平，将肝总管剥离至能够进行吻合的水平。

图 1-4-6 胆管向肝门部游离

将胆管向腹侧翻起，自肝十二指肠韧带向肝门方向游离出来。确认在肝总管水平沿胆管背侧走行的肝右动脉，将其从肝管背侧移开。

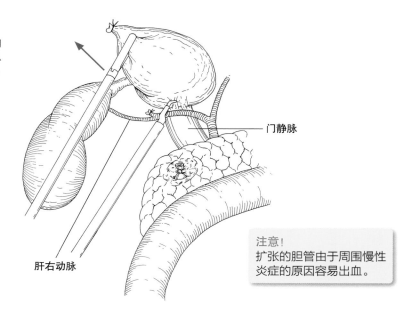

门静脉

肝右动脉

注意！
扩张的胆管由于周围慢性炎症的原因容易出血。

▶ 场景 4 **上提肠襻的制作**

在肝侧胆管离断之前，先制作上提肠襻。首先，助手将大网膜和横结肠系膜向头侧翻起展开，在距离 Treitz 韧带 20 ~ 25cm 的位置用自动缝合器离断空肠。接着，离断边缘动脉与空肠系膜，使肛侧空肠能够上提。如果空肠系膜脂肪过多而无法确定血管走行，可以牺牲 10cm 的肠管以便于肠管能够上提（图 1-4-7）。

透过横结肠系膜可以透见十二指肠下角，在此处切开横结肠系膜，向头侧钝性分离十二指肠腹侧与横结肠系膜之间的生理粘连，制作出足够上提空肠通过的空间（图 1-4-8）。到达十二指肠下角的上方后放置纱布，接下来将结肠系膜向足侧牵拉，切开纱布腹侧的膜性结构后，空肠上提的路径就制作完成。将重建用的空肠上提后，进行肝侧胆管的离断。

图 1-4-7 **上提肠襻的制作**

在距离 Treitz 韧带 20 ~ 25cm 的位置用自动缝合器离断空肠。制作出 10cm 的牺牲肠管。

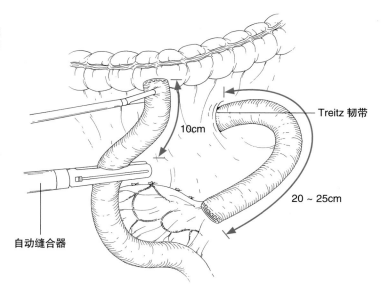

Treitz 韧带

10cm

20 ~ 25cm

自动缝合器

图 1-4-8　空肠上提路径的
制作

透过横结肠系膜可以透见十二指
肠下角，在此处切开横结肠系
膜，向头侧钝性分离十二指肠腹
侧与横结肠系膜之间的生理粘
连，制作出上提肠襻的路径。

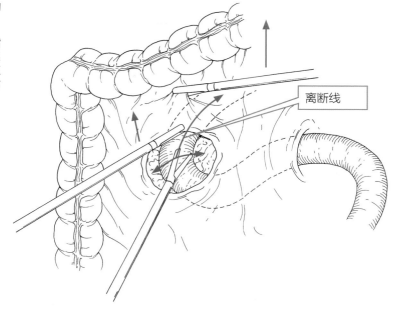

> **▶ 场景 5**　**肝侧胆管离断**

将胆管的切除侧用血管夹进行夹闭，用超声刀在胆管的预定切除线上进行切断
（图 1-4-9），将切除的胆囊及胆管置于取物袋中，自脐部切口取出。在离断胆管过
程中提前将吸引器放置在附近，吸引胆汁及烟雾。多数会出现胆管壁出血，用电刀
进行精准止血。

图 1-4-9　肝侧胆管离断

将胆管的切除侧用血管夹进
行夹闭，用超声刀在胆管的
预定切除线上进行切断。

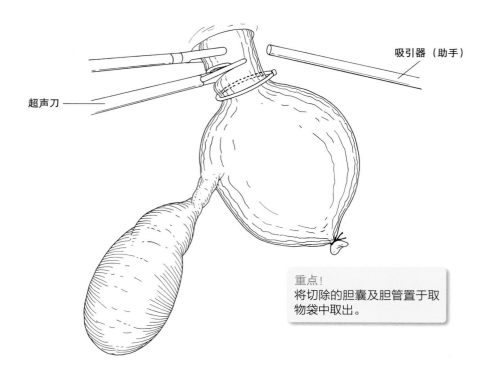

重点！
将切除的胆囊及胆管置于取
物袋中取出。

▶ 场景6　**肝管空肠吻合**

肝管扩张程度在 10mm 以上者，管壁多肥厚，这种情况下进行单层连续缝合；胆管直径较细，管壁较薄者，采取单层间断缝合。本文主要介绍连续缝合。

缝合时使用缝合针稍大一点儿的 4-0 可吸收线。将线保留 18cm 左右的程度便于在体内操作，通常情况下，运针操作在旁轴位（Para-axial position）进行（图 1-4-10），结扎操作在共轴位（Co-axial position）进行（图 1-4-11）。根据不同情况，可能会出现相反的情况，包括术者站位在内，将整体调整为最容易缝合操作的状态。

在上提空肠断端 5cm 处，用电刀在肠系膜对侧缘打开一处小孔，接着用钳子将小孔扩开，使其比胆管稍细一点儿即可。首先，从胆管左侧开始按照内外 - 外内的顺序依次对空肠、肝管进针并结扎。此时助手将空肠向肝管靠近，需注意缝线收的过紧可能会造成肝管或空肠壁的撕裂。接下来进行后壁的连续缝合。缝合线与术者右手的持针器保持平行，缝合针与缝合线保持垂直，便于操作（图 1-4-10）。注意配合针头的弯曲进行缝合，缝合不要过紧而导致胆管壁撕裂（图 1-4-10）。进针的顺序按照空肠壁、胆管壁的顺序进行，从胆管壁拔针后术者控制缝线收紧吻合部。助手向腹侧牵引缝线保持其有一定的张力以免松弛，再行下一针缝合（图 1-4-10）。针距和边距均为 2mm。当缝合进行到右侧后，先将预留缝线（Stay suture）打结，然后将预留缝线和连续缝合过来的线打结。预留缝线（Stay suture）的针应该从空肠浆膜层出针，留作与之后的前壁缝合线打结，剩余的 2 根线可以剪断。

接下来进行前壁缝合，在后壁缝合起始点的大致相同位置按外内 - 内外、空肠 - 胆管的顺序缝合并打结，然后依次按空肠、胆管的顺序连续缝合。在收紧缝线时，术者左手提线，右手将胆管空肠壁调整为内翻，收紧后将缝线传递给助手，

图 1-4-10　肝管空肠吻合（Para-axial position）

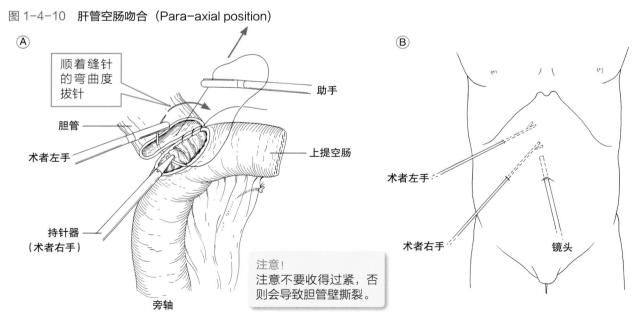

Ⓐ

顺着缝针的弯曲度拔针

助手

胆管

术者左手

上提空肠

持针器（术者右手）

旁轴

注意！
注意不要收得过紧，否则会导致胆管壁撕裂。

Ⓑ

术者左手

术者右手

镜头

通过旁轴位（Para-axial position）进行肝管空肠的后壁连续缝合。缝合线与术者右手的持针器保持平行以便操作。注意配合针头的弯曲进行运针，从胆管壁拔针后，术者控制缝线收紧吻合部。助手向腹侧牵引缝线保持其有一定的张力以免松弛，再行下一针缝合。

并保持适度的张力以免松弛，再行下一针操作（图 1-4-12）。最后的 1~2 针时，因为无法直视吻合口的内部，所以需靠感觉来运针，保证缝针穿过吻合内腔。最后在之前后壁缝合的缝线大致相同的位置结束缝合，如果是从胆管侧出针，则应该将前壁缝合线从空肠侧出针与后壁缝线打结。此时，将后壁缝合线剪得短一点儿，结扎操作则会更容易。在间断缝合时，吻合部两端留出预留缝线（Stay suture），并用 Endoclose 将线引出体外，胆管和空肠的吻合孔会被拉成一条直线，便于缝合操作。自左向右顺次缝合打结，用这种方法进行体内打结或体外打结均可（图 1-4-13）。

图 1-4-11　肝管空肠吻合（Co-axial position）

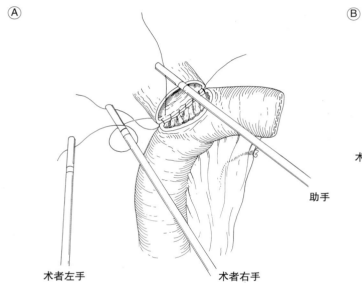

通过 Co-axial position 进行后壁缝合，右侧预留缝线的结扎操作。

图 1-4-12　肝管空肠吻合的前壁连续缝合

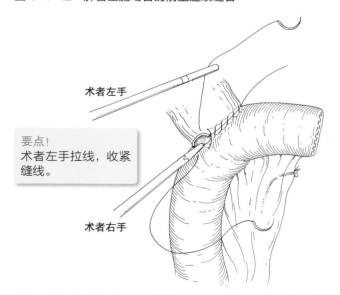

> 要点！
> 术者左手拉线，收紧缝线。

在收紧缝线时，术者左手提线，右手将胆管和空肠壁调整为内翻。

图 1-4-13　肝管空肠吻合的准备

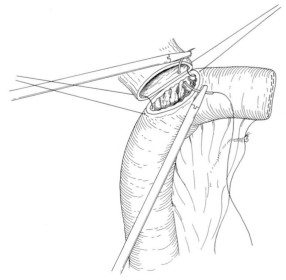

将吻合口两端的线引出体外，吻合线成一条直线，便于运针操作。

▶ 场景7 空肠空肠吻合

自肝管空肠吻合部肛侧 35cm 处行空肠空肠侧侧吻合。此处与腹腔镜下胃切除术 Roux-En-Y 重建的方法相同。用电刀在上提空肠（肛侧）的对侧系膜缘开一小口，用钳子将口扩大。

然后将 Treitz 韧带侧（口侧）空肠的离断线（Staple line）的肠系膜对侧 1/3 处切除，打开小孔，插入 60mm 长的自动缝合器，调整肠系膜对侧的共同部，并吻合（图 1-4-14）。助手双手夹持共通孔两侧的缝合端，使吻合口呈 V 字形打开，将共通孔固定与自动缝合器平行，用 60mm 长的自动缝合器将共通孔关闭（图 1-4-15）。此时需注意不要带入太多的上提空肠侧肠壁，以免引起狭窄。在共通孔的中心处提前悬吊一针缝线，能够使得共通孔的关闭更加切实。

图 1-4-14 空肠空肠吻合

图 1-4-15 空肠空肠吻合共通孔的关闭

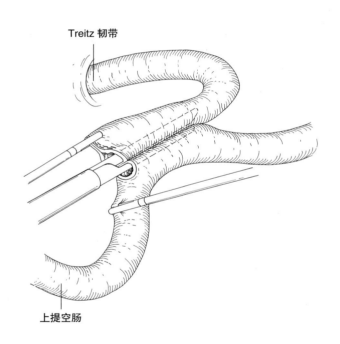

Treitz 韧带

上提空肠

利用自动缝合器进行空肠空肠吻合。术者和助手协调配合，使肠系膜对侧成为吻合部。

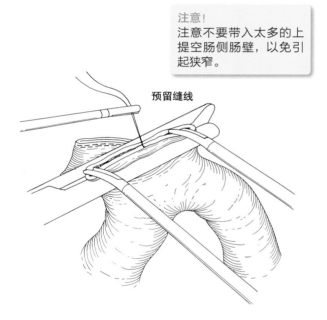

> 注意！
> 注意不要带入太多的上提空肠侧肠壁，以免引起狭窄。

预留缝线

助手双手夹持共通孔两侧的缝合端，使吻合口呈 V 字形打开，将共通孔固定与自动缝合器平行，术中用自动缝合器进行关闭。需注意不要带入太多的上提空肠侧肠壁，以免引起狭窄。在共通孔的中心处提前悬吊一针缝线，能够使得共通孔的关闭更加切实。

▶ 场景8 肠系膜缺损部的关闭

腹腔镜手术的术后粘连较少，内疝的发生概率较高，因此需用 4-0 的非可吸收线确切关闭肠系膜缺损部分。另外，上提空肠与横结肠系膜的固定要在腹侧和背侧两处进行（图 1-4-16）。患者右侧的戳卡与术野较近，难以进行缝合操作，可从患者的左侧进行操作。

图 1-4-16　**肠系膜缺损部的关闭**

用 4-0 的非可吸收线结节缝合关闭肠系膜缺损部分。另外，上提空肠与横结肠系膜的固定要在腹侧和背侧两处进行。

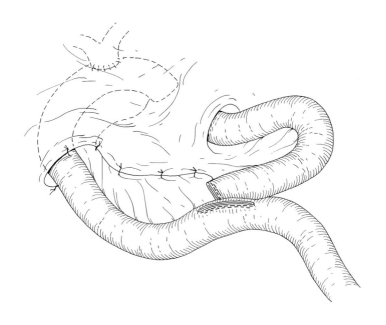

▶ 场景9　**止血，冲洗，留置引流管**

　　仔细确认止血情况，用生理盐水冲洗。确认肝管空肠吻合部有无胆汁漏，如果存在胆汁漏则追加 Z 字形缝合，但要注意缝合得过大会导致吻合口狭窄。

　　在肝管空肠背侧留置 1 条细引流管，自右上腹的 5mm 戳卡孔引出体外（图 1-4-17）。12mm 戳卡孔，以及脐部切口的筋膜都需要缝合，缝合皮肤后结束手术。

图 1-4-17　**留置引流管**

在肝管空肠背侧留置 1 条引流管，自右上腹的 5mm 戳卡孔引出体外。

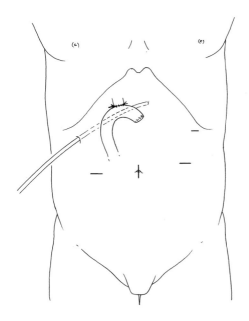

● 术后

◈ 术后管理

如确认无胆汁瘘或者胰液瘘，术后 1~2 天即可拔出引流管，第 2 天即可饮水，术后第 3 天可经口进食。

◈ 应注意的并发症及其处理方法

1. 胆汁漏

如果少量的话，多数保守治疗即可以很快愈合，在充分利用腹腔内引流的基础上，结合消化道动力药物降低上提肠襻的压力。

2. 便秘

因为会导致反流性胆管炎，所以需给予缓泻药及消化道动力药物。

3. 胰内胆管断端闭合不全

此时，由于胰胆管汇合异常，胰液会自胆管断端直接漏出。这种情况下需行内镜下经鼻胰管引流。

◉ 参考文献

[1] Todani T, Watanabe Y, Naruse M, et al: Congenital bile duct cysts: Classification, operative procedures, and review of thirty-seven cases including cancer arising from choledochal cyst. Am J Surg 1977; 134(2): 263-269.

[2] Shimura H, Tanaka M, Shimizu S, et al: Laparoscopic treatment of congenital choledochal cyst. Surg Endosc 1998; 12(10): 1268-1271.

[3] 清水周次, 水元一博, 能城浩和ほか: 先天性胆道拡張症に対する腹腔鏡補助下手術. 手術 2000; 54(9): 1269-1272.

[4] Tanaka M, Shimizu S, Mizumoto K, et al: Laparoscopiccally assisted resection of choledochal cyst and Roux-en-Y reconstruction. Surg Endosc 2001; 15(6): 545-551.

[5] 安藤久實: 先天性胆道拡張症の診断と手術のKnack & Pitfalls. 胆道外科の要点と盲点. 文光堂: 東京; 2002; 312-331.

[6] 内田一徳: 結紮法. 消化器内視鏡外科手術ベーシックテクニック. Medical View社: 東京; 2008; 20-34.

[7] Jang JY, Yoon YS, Kang MJ, et al: Laparoscopic excision of a choledochal cyst in 82 consecutive patients. Surg Endosc 2013; 27(5): 1648-1652.

[8] 大塚隆生, 明石道昭, 神谷尚彦ほか: 胆道再建術. 消化器外科 2008; 31(13): 2005-2014.

[9] Nagai E, Ohuchida K, Nakata K, et al: Feasibility and safety of intracorporeal esophagojejunostomy after laparoscopic total gastrectomy: inverted T-shaped anastomosis using linear staplers. Surgery 2013; 153(5): 732-738.

第5节　腹腔镜下保留脾脏的胰体尾切除术（Warshaw 手术）

黒木　保，北里　周，江口　晋　長崎大学大学院医歯薬学総合研究科移植・消化道外科

 术前

◈ 手术适应证

在进行腹腔镜胰体尾切除时，需选择是否保留脾脏。如保留了脾脏，则可以规避因血小板增加引发的血栓风险，以及因免疫力降低引起的脾切除后重症感染（Overwhelming postsplenectomy infection，OPSI）风险。因此，在肿瘤学适应证允许的情况下，应该考虑保留脾脏。

在保留脾脏的术式中，有保留脾动静脉的木村（Kimura）法和离断脾动静脉的腹腔镜下保留脾脏的胰体尾切除术（Warshaw 手术）。腹腔镜下保留脾动静脉的胰体尾切除属于高难度手术，其重点在于"脾动静脉的剥离"，而随着各种实用的手术器械的出现，这些操作也都变得比较容易。另一方面，在肿瘤靠近脾脏动静脉或患有慢性胰腺炎的情况下，脾脏动静脉的剥离会十分困难，即使在这样的病例中，如果判断脾脏仍有保留意义，也应积极地采用 Warshaw 手术。

另外，Warshaw 手术是连同脾动静脉一起在不损伤胰腺实质的情况下整块（En-block）切除，其范围内的淋巴结也会被一并清除。因此，对于低度恶性肿瘤来说，该术式对肿瘤的影响较少，在需要进行淋巴结切除时，是可以考虑的术式之一。

◈ 手术操作概略

手术最大的要点就是脾脏血供的保留。离断脾动静脉后，脾脏的血供血管只有胃网膜左动静脉和胃短动静脉，在保留这些血管的同时，还要尽可能保留脾门部的血管分支，这些都是保留脾脏的关键。此外，脾静脉如果剥离困难，不要强行剥离，通过自动缝合器将其与胰腺实质一同离断。首先进行脾动静脉离断、胰腺实质离断，然后向脾门剥离，不游离末梢侧的脾动静脉，在脾门部用自动缝合器将其一并离断，不必进行脾脏的游离。

◈ 术前要点

术前进行 CT 检查，事先把握胰腺与脾脏的距离。在由于脂肪化等原因导致胰尾部萎缩的病例中，胰腺实质与脾脏有一定距离。在保留脾门部的脾动静脉分支同时，还有空间离断末梢侧脾动静脉，这些病例也是 Warshaw 手术的适应证。

⬤ 腹腔内操作前的准备

◈ 体位和手术团队、手术器械的配置

体位方面，曾采用右半侧卧位，但现在都固定为双腿合拢的仰卧位，稍稍头高位。不游离脾脏，自右侧向脾门部进行剥离，即便是仰卧位，术野的展开也不会困难。

术者、扶镜助手站在患者右侧。助手站在患者左侧，患者头侧的左、右两边各放置一个显示器。

◈ 戳卡插入位置

戳卡的插入位置如图 1-5-1 所示。脐左侧戳卡也要使用 12mm 戳卡，因为通过此戳卡进行胰腺的离断和脾门部的离断，需要采用自动缝合器能通过的直径。根据到脾门部的距离，术者确定使用戳卡的位置。另外，助手也尽量使用双手操作。

图 1-5-1　腹腔镜下 Warshaw
手术戳卡的位置

从脐部插入镜头。*处戳卡是为能插入自动缝合器而选择的 12mm 的戳卡。

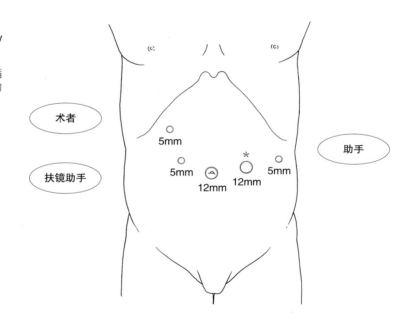

⬤ 手术操作流程

1️⃣ 打开网膜腔。　▶场景1

2️⃣ 胃向上抬起，展开视野。　▶场景2

3️⃣ 剥离胰腺下缘。　▶场景3

4️⃣ 建立胰后隧道。　▶场景4

5️⃣ 离断胰腺。　▶场景5

6️⃣ 胰体尾部的游离，脾门部的离断。　▶场景6

7 确认脾脏血供。　▶场景 7

8 回收标本和留置引流管。　▶场景 8

● 每个场景的手术操作及构成

▶场景 1　打开网膜腔

　　使用 LigaSure®（商品名）等血管闭合系统切开胃结肠韧带，打开网膜腔。向左侧开放网膜腔，此时需注意避免损伤胃网膜左动静脉和胃短动静脉。网囊腔开放至可以确认脾门部即可，保留胃脾韧带和脾结肠韧带。助手把持胃前壁和胃结肠韧带，保持适度的反向张力。充分打开网膜腔后，改为把持胃后壁，尽量保持术野的反向张力（图 1-5-2）。

图 1-5-2　开放网膜腔

注意不要损伤胃网膜左动静脉和胃短动静脉。从网膜腔的开口处插入钳子把持胃后壁，很容易保持反向张力。

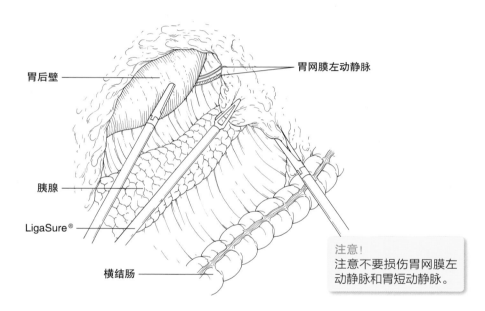

胃后壁

胃网膜左动静脉

胰腺

LigaSure®

横结肠

> 注意！
> 注意不要损伤胃网膜左动静脉和胃短动静脉。

▶场景 2　胃向上抬起，展开视野

　　将胰腺前方的胃抬起以后，能够确保有良好的术野。用 ENDO RETRACT® Maxi 将线自胃后壁穿出，用 Endoclose 引出体外，将胃固定在腹壁上（图 1-5-3）。如在

图 1-5-3　通过胃向上抬起展开术野

通过两处将胃抬起并固定在腹壁上。

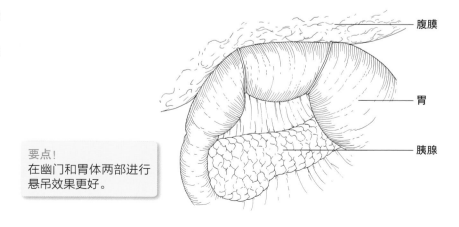

腹膜

胃

胰腺

> 要点！
> 在幽门和胃体两部进行悬吊效果更好。

幽门部和胃体部两处悬吊，效果更佳。笔者曾用单孔进行过此术式，胃上提抬起是必不可少的手术技巧。

▶场景3　剥离胰腺下缘

行腹腔镜超声检查，确定病变部位，并确定胰腺离断线。使用超声刀或者血管闭合系统，将胰下缘的后腹膜切开。如果进入胰后筋膜和肾前筋膜之间的疏松结缔组织，剥离更加容易。在胰后筋膜层推进剥离时，脾静脉一般在胰腺侧。助手在不损伤胰腺实质的情况下，为了更好地显示胰腺背侧，将把持胰腺下缘的钳子向上抬起（有一种将胰腺翻过来的感觉）来扩展术野（图1-5-4）。

图1-5-4　胰腺下缘的剥离
以将胰腺翻过来的感觉来扩展术野。

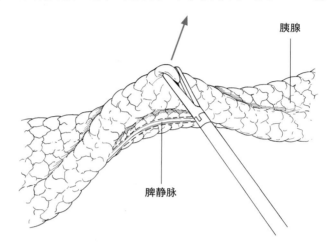

▶场景4　建立胰后隧道

使用 ENDO RETRACT® Maxi 进行胰后隧道的建立。不剥离脾静脉，将其和胰腺实质一同悬吊处理（图1-5-5）。悬吊之前必须确认肝总动脉和脾动脉，并将动脉分别悬吊。肝总动脉悬吊以后，可以防止其卷入钉仓而被损伤。病变位于胰体部

图1-5-5　胰后隧道
不剥离脾静脉，与胰腺实质一起进行悬吊。

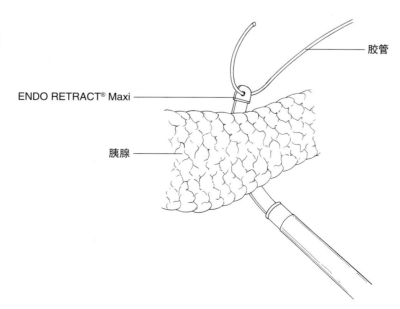

时，要确认并显露肠系膜上静脉，在肠系膜上静脉正上方建立胰后隧道，出血少且可以安全地完成剥离。

▶ 场景 5　**离断胰腺**

　　在离断胰腺之前，先将脾动脉夹闭切断。因为是使用自动缝合器切断胰腺实质，为了避免血管夹被卷入其中，上血管夹时要注意与胰腺离断线的胰头侧保留一定的距离。若脾静脉在根部离断的话，要将脾静脉从胰腺上剥离后再离断。用一根线结扎脾静脉，可以使得脾静脉直径缩小，夹闭血管夹时更放心。

　　在末梢侧离断时，不必剥离脾静脉胰腺实质之间的组织，保持原样一起离断即可（图 1-5-6）。自动缝合器使用 ENDO GIA Tri-Staple（腔镜下切割吻合器）。通常使用黑色钉仓，但黑色钉仓直径为 15mm，无法从常规戳卡插入，所以要更换 15mm 戳卡，或者拔出戳卡将自动缝合器直接插入。

　　使用自动缝合器最需注意的是不要撕裂胰腺实质。如果能确认胰腺被膜完整覆盖到缝合线上，就不需特别担心术后发生胰漏了。最近发售的 Convidien iDrive Ultra Powered Stapling System 和 Echelon Flex Powered Endopath Stapler 是电动的钉仓，离断时力量均匀，期待其具有不撕裂胰腺实质的效果。当胰腺断端的钉仓线严重裂开时，可将胃后壁用作补片覆盖，这种方法叫"Gastric Wall-Covering method"（图 1-5-7）。

　　胰腺离断时为了确保自动缝合器的操作安全有效，要对胰腺进行悬吊处理，这很重要。助手持钳把持悬吊带，确保操作空间。

手术技巧的要点

　　在胰体部离断胰腺时，必须明确脾动脉和肝总动脉，提前将其悬吊。不可误认。脾动脉、肝总动脉在胰体部剥离后，自胰腺背侧确认更为容易。

名词解释

＊Gastric Wall-Covering method
胰腺断端的全周用胃后壁覆盖的方法。在胰腺断端被自动缝合器裂开的情况下，如果不进行处理，那之后必然会出现胰漏，该法就是有效地预防胰漏的方法。

图 1-5-6　**胰腺离断**
首先，夹闭并离断脾动脉。不从胰腺上剥离脾静脉，将其与胰腺一同离断。

注意！
使用自动缝合器时注意不要撕裂胰腺实质。使用成钉高度较高的钉仓。

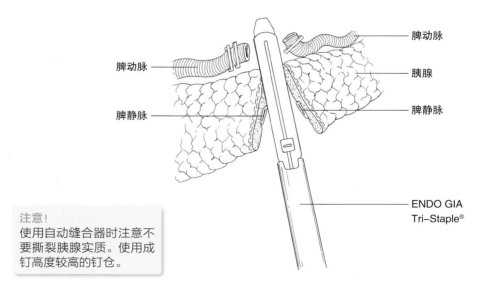

图 1-5-7 Gastric Wall-Covering method

当胰腺断端的钉仓线严重裂开时，可将胃后壁用作补片覆盖，这种方法叫"Gastric Wall-covering method"。

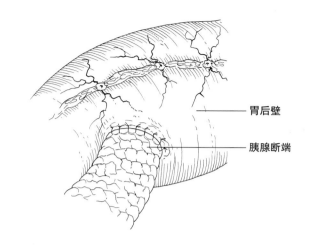

胃后壁

胰腺断端

▶ 场景 6　**胰体尾部的游离，脾门部的离断**

把持胰腺断端，沿着肾前筋膜从右侧向脾门部进行剥离、游离操作。直接把持胰腺会导致胰腺实质损伤出血，在胰腺断端附近悬吊绕带，把持胶带的方法比较有用。继续剥离至脾门部，注意不要损伤胃网膜左动静脉和胃短动静脉。脾动静脉末梢侧的离断，要确认胰腺末端，尽可能地靠近胰腺侧进行离断。重点强调：不需剥离脾动静脉，连同周围脂肪组织一起用自动缝合器离断。Warshaw 手术的重点在于保留脾门部的脾动静脉分支。不要进行剥离操作，一定要避免损伤分支血管。自动缝合器使用紫色钉仓（图 1-5-8）。

▶ 场景 7　**确认脾脏血供**

首先确认脾脏的颜色。如有部分的颜色变化，不会引起有临床意义的脾梗死。笔者曾遇见过脾脏接近一半变为暗红色，而后来未进展成脾梗死的病例。但是，如

图 1-5-8　**胰体尾部游离**

脾动静脉末梢侧离断时，尽可能地在胰侧进行。重点强调：不需剥离脾动静脉，而是连同周围脂肪组织一起用自动缝合器切断。Warshaw 手术的重点在于保留脾门部的脾动静脉分支。不要进行剥离操作，一定要避免损伤分支血管。

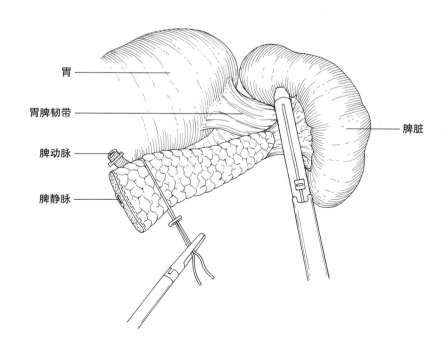

胃

胃脾韧带

脾动脉

脾静脉

脾脏

果整个脾脏全部变色，在腹腔镜超声检查也无法看到脾脏血流的情况下，不要犹豫，直接切除脾脏。

关于脾脏色调的检查，为了保证客观性，需要在术中对脾脏颜色进行录像或者照相，采用不同时间点的画面做对比判定。

▶ 场景8　**回收标本和留置引流管**

将切除标本放入取物袋中，自脐部切口取出。于胰腺断端附近留置封闭式引流管。脐部和留置引流管的戳卡以外均用 Endoclose 关闭切口。

● 术后

◈ 胰漏

胰漏是术后管理面临的最大问题。由于该术式未开放消化道，如果不放置引流管，胰漏引起感染的风险相对也较低。留置引流管的意义在于，针对术后早期出血的观察引流管（Information drain），术后第 1 天即可拔出。如有少量胰液漏出的情况发生，经术后 CT 确认，使用生长抑素 + 亚胺培南 + 蛋白分解酶抑制剂 3 种药物，抑制胰液漏出，进行预防性治疗，降低胰漏的发生率。

◈ 应注意的并发症及其处理方法

Warshaw 手术的重要术后并发症之一是脾梗死。笔者还未遇见过术后严重脾梗死的患者，但都常规术后行超声检查，查看一段时间后的脾血流情况。另外，胃底食管静脉曲张的发生也有报道，需要进行长期的临床观察。

● 结语

Warshaw 手术的重点是保护胃短动静脉，但同时还要注意保护脾门部的脾动静脉分支所形成的血管弓，并且要在没有损伤的状态下保留。

在保留脾动静脉的保脾胰体尾部切除手术实施过程中，若损伤了脾动脉或脾静脉，无法保留脾动静脉时，该术式可以作为一种转换手术。

◉ 参考文献

[1] Kimura W, Inoue T, Futakawa N, et al: Spleen-preserving distal pancreatectomy with conservation of the splenic artery and vein. Surgery 1996; 120: 885-890.

[2] Warshaw Al: Conservation of the spleen with distal pancreatectomy. Arch Surg 1998; 123: 550-553.

[3] Kuroki T, Tanaka T, Kitasato A, et al: Single-incision laparoscopic distal pancreatectomy: our initial experience. Hepato-Gastroenterol 2014; 61: 20-22.

[4] Kuroki T, Tajima Y, Tsuneoka N, et al: Gastric Wall-Covering Method Prevents Pancreatic Fistula After Distal Pancreatectomy. Hepato-Gastroenterol 2009; 56: 877-880.

第6节　腹腔镜下保留脾脏的胰体尾切除术(保留脾动静脉)

中島洋，安藤陽平，中村雅史　川崎医科大学消化器外科

术前

◈ 手术适应证

保留脾脏的胰体尾切除术的适应证为在淋巴结清扫时不需要摘除脾脏的胰体尾部良性病变或良恶交界性病变。

保留脾脏的好处是避免了脾切除术后带来的一些问题，例如脾切除术后重症感染、血小板计数增加等。另外，这些病变好发于年轻人，术后美观性较高的腹腔镜下保留脾脏的胰体尾切除术成为第一选择。当肿瘤位于胰腺体部或者患有小肿瘤时，可以选择胰中央切除术或胰腺肿瘤剜除术，以及其他可以保留功能的手术。

在保脾的术式中，切断脾动静脉的Warshaw术式和保存脾动静脉的术式有很大区别，很多文献认为保留脾动静脉的术后远期疗效较好。

◈ 手术操作概略

当无法保留血管时，要将术式变更为Warshaw手术，因此不但要保留脾动静脉，还要保留胃短动静脉和胃网膜左动静脉。尤其是胃网膜左静脉的侧支循环，在预防Warshaw手术后静脉曲张方面非常重要，需在腹腔镜下明确认定且将其保留。本术式成功与否，全在于脾静脉的游离是否成功。这是因为脾静脉在胰体部背侧面的沟状结构中走行，在这个沟的凹面，很多脾静脉分支汇入脾静脉主干。然而，在胰颈部和尾部，脾静脉并没有埋在胰腺中，且分支较少（图1-6-1）。

根据这样的解剖学基础，推荐胰颈部或者尾部作为脾静脉游离的开始部位。笔者基于尽量保留胰腺实质的想法，从胰尾部开始进行脾静脉的游离。由于脾门部粘连等原因导致剥离困难时，保留脾血管的术式本身也会很困难，手术初期就能够判断能否保留血管，这也是从外侧开始操作的一个优势。在外侧游离出脾静脉，对其进行悬吊牵引，可以一定程度上确认胰腺沟内的脾静脉走行。之后，可以从内侧、外侧、上下缘各个方向安全地游离推进。但是，如果从内侧开始沿脾静脉进行剥离，胰尾部－脾门部的上、中、下极分支的分叉部容易被忽视，将其当作脾静脉分支用双极电凝等进行离断。这种情况下，动脉血流的流出道受阻，导致大量出血，从而造成止血困难，因此需十分注意。

另外，在胰尾部肿瘤从胰尾向脾门部突出并与脾脏粘连的病例中，肿瘤内侧（右侧）的脾静脉已经与胰腺分离开。在这种情况下，在肿瘤内侧将脾静脉游离悬

吊，先行胰腺离断较为安全。

本文主要介绍从胰尾部开始游离的外侧入路的脾血管保留术式。

图 1-6-1　**脾静脉的解剖**

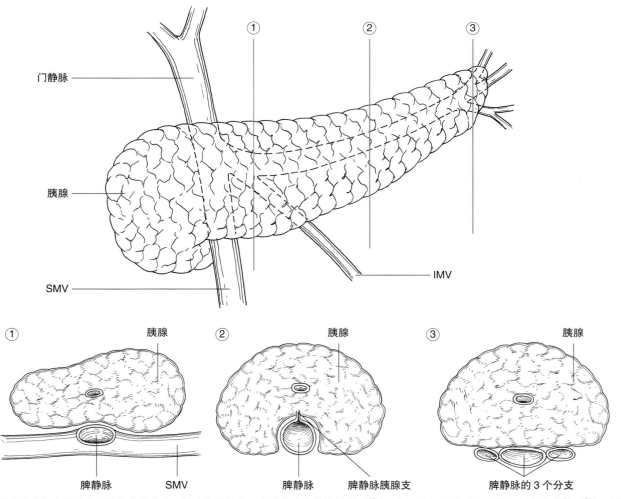

脾静脉走行在胰腺背侧的沟状结构内。这个沟状结构，在胰体中央处比较深（②），在门静脉附近、胰尾部则比较浅（①、③）。由胰腺汇入脾静脉的小静脉，都在这个沟状结构内（②）。另外，脾静脉在胰尾部至脾门部多数会分出 3 个分支（③）。SMV：肠系膜上静脉；IMV：肠系膜下静脉。

> **要点!**
>
> 　本术式的成功与否，与能否将脾静脉游离成功息息相关。推荐从胰颈部或者尾部开始游离脾静脉。

◈ 应注意的术前管理

术前管理与一般腹部手术相同，无须特殊注意。术前诊断中需仔细斟酌肿瘤的性质，讨论其适应证。

另外，肿瘤位于脾门时保脾困难，肿瘤在肠系膜上静脉附近时，腹腔镜切除的难度也会大大提升，需要根据术前影像充分讨论。对于并发胰腺炎的病例，保留血管会变得异常困难，都需要特别注意。

● 腹腔内操作前的准备

◈ 体位和手术团队、手术器械的配置（图1-6-2）

以分腿位的体位开始，术者在患者右侧，助手在患者左侧，扶镜助手在患者两腿之间。横结肠系膜保持张力时采取头高位。

脾动静脉分支的离断，使用双极闭合器械［LigaSure™（Covidien）、Enseal™（Ethicon Endo-Surgery）］进行。胰腺实质和脾静脉小孔的出血，用双极电凝等器械止血。另外，使用肝脏压排拉钩等器材，将胃抬起，确保手术视野。

图1-6-2　体位和手术器械的配置

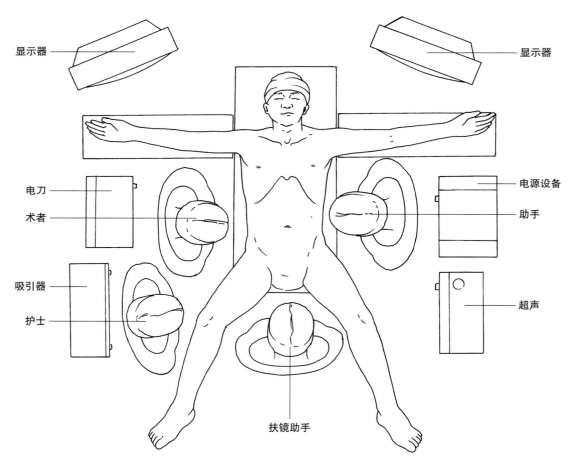

以分腿位的体位开始，术者在患者右侧，助手在患者左侧，扶镜助手在患者两腿之间。

◈ 戳卡插入位置（图1-6-3）

参考腹腔镜下远端胃切除术进行戳卡布置。脐部放置镜头戳卡，左、右侧的腹部用 12mm 戳卡，左、右季肋部用 5mm 戳卡，总计留置 5 个戳卡后开始手术。

图 1-6-3　戳卡插入位置

脐部用腔镜用戳卡，左、右侧的腹部用 12mm 戳卡，左、右季肋部用 5mm 戳卡。

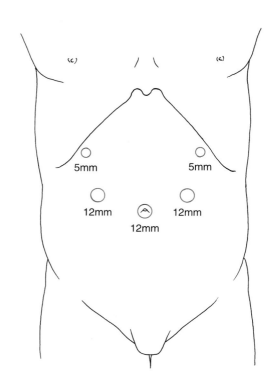

● 手术操作流程

本文主要介绍外侧入路的保留脾动静脉的胰体尾切除术（图 1-6-4）。

1 离断大网膜，开放网膜腔（保留胃网膜左动静脉）。 ▶场景 1

2 显露胰腺前方，观察肿瘤。 ▶场景 2

3 将胰腺下缘后腹膜沿内侧—外侧方向切开至胰尾端。 ▶场景 3

4 将胰腺上缘后腹膜切开，直至与胰腺下缘的切离线汇合。 ▶场景 4

5 脾动脉的悬吊。 ▶场景 5

6 脾静脉与胰腺的剥离。 ▶场景 6

7 脾动脉的游离。 ▶场景 7

8 门静脉隧道的建立。 ▶场景 8

9 胰腺的离断。 ▶场景 9

10 腹腔内冲洗与止血，确认脾脏颜色。 ▶场景 10

11 标本的取出，以及留置引流管。 ▶场景 11

图 1-6-4 **手术的顺序**

①离断大网膜，开放网膜腔。②切开胰腺下缘后腹膜。③切开胰腺上缘后腹膜。④悬吊脾动脉。⑤在胰尾部悬吊脾静脉。⑥从胰腺实质中游离脾静脉。⑦脾动脉的游离。⑧离断胰腺。

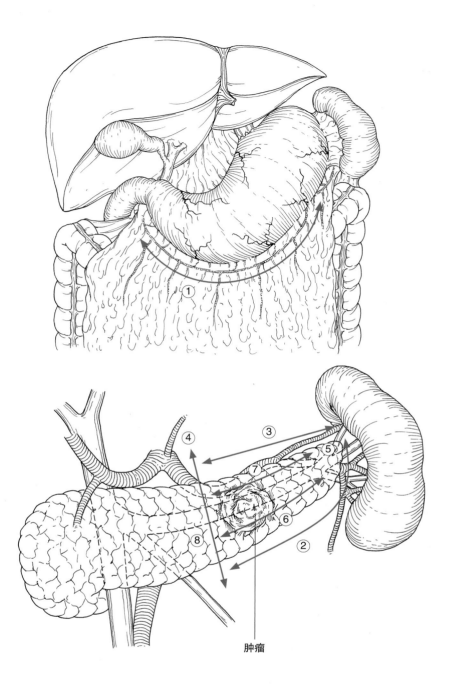

肿瘤

● 每个场景的手术操作及构成

▶ **场景1** **离断大网膜，开放网膜腔（保留胃网膜左动静脉）（图1-6-5）**

　　离断大网膜，开放网膜腔。助手将胃向腹侧、大网膜向足侧牵引展开术野。在胃网膜动静脉足侧数厘米处，使用 LigaSure 或超声刀离断大网膜，沿着此处向左侧继续离断。

　　大网膜与横结肠系膜粘连致密时，如果从网膜囊内侧开始剥离很容易迷失方向。看清横结肠的位置并确保不会将其损伤。在脾门部下极附近，自内侧观察大网膜，从脾门部下极发出的向上直立的血管就是胃网膜左动静脉。大网膜的离断就是

图 1-6-5　离断大网膜，开放网膜腔

助手将胃向腹侧、大网膜向足侧牵引展开术野。确认胃网膜左动静脉并将其保留。

助手的职责

将胃向腹侧牵引、大网膜向足侧牵引，展开手术视野。

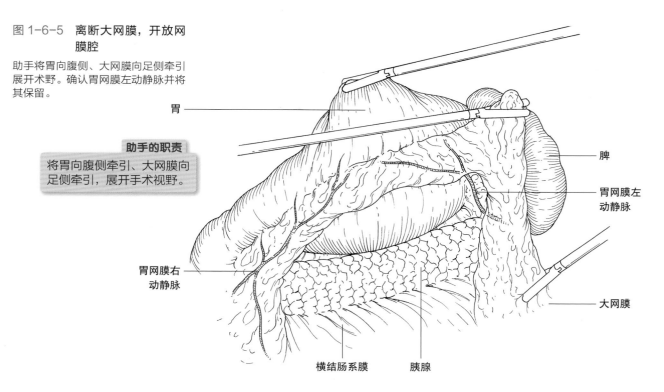

胃

脾

胃网膜左动静脉

胃网膜右动静脉

大网膜

横结肠系膜　　胰腺

停留在该动静脉附近，并要确认将其保留下来。

▶场景2　显露胰腺前方，观察肿瘤（图1-6-6）

　　将横结肠系膜及胰腺前方被膜与胃后壁之间的粘连剥离开，大范围显露胰腺前方。当胰腺前方显露直至胰尾部时，用腹腔镜超声探头观察胰腺以及肿瘤。观察

图 1-6-6　胰腺前方的显露

大范围显露胰腺前方，术中行超声检查。用腹腔镜拉钩将胃向腹侧抬起，保证胰腺前方的视野。

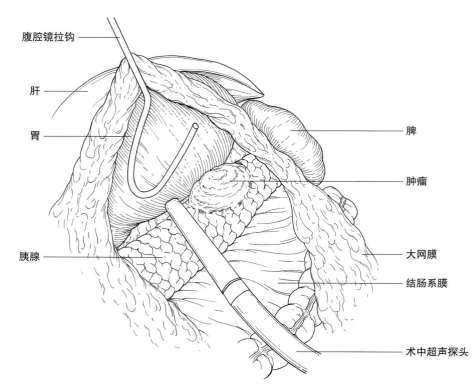

腹腔镜拉钩

肝

胃

胰腺

脾

肿瘤

大网膜

结肠系膜

术中超声探头

脾门与脾动静脉的位置关系。判断是否可以进行保留血管的术式。

确定胰腺的离断线，并标记。向右侧继续离断一部分大网膜，以便于在标记位置进行胰腺离断操作。用腹腔镜拉钩将胃向腹侧抬起，保证胰腺前方的视野。

▶ 场景3 将胰腺下缘后腹膜沿内侧—外侧方向切开至胰尾端

从胰腺离断线处向脾下极方向切开胰腺下缘的后腹膜（横结肠系膜前叶）（图1-6-7）。切开的起始部附近同时也是胰腺的断端部位，注意不要损伤胰腺被膜。继续切开向左侧推进，肠系膜下静脉在胰腺下缘汇入脾静脉。确认了肠系膜下静脉，提前进行适当的剥离，确定胰头侧的脾静脉就会变得容易很多。

继续朝着左侧的脾下极方向持续切开，紧贴胰腺进行切开离断。如果胰尾与脾门之间存在间隙，能够很容易确认胰腺的尾侧端（图1-6-8）。胰尾部附近是脾静脉的上、中、下极3个分支合流的部位，如果不能紧贴胰腺进行切离操作，可能会损伤到这几只静脉。一旦损伤到脾动静脉，尤其是脾静脉的这些分支，会导致无法控制的出血，因此一定要持续地沿着胰腺实质进行切开。继续切开后腹膜，绕过胰腺尾侧端直至胰腺上缘为止。

在胰腺尾侧端，脾静脉没有藏在胰腺实质内，所以血管剥离较为容易。胰腺内的小分支可以用双极闭合器械进行直接离断，开始脾静脉与胰腺实质的游离，向胰头部方向谨慎推进。

图 1-6-7　在胰下缘切开后腹膜

从胰腺离断线处向脾下极方向切开胰腺下缘的后腹膜。朝着左侧方向紧贴胰腺实质进行切离。

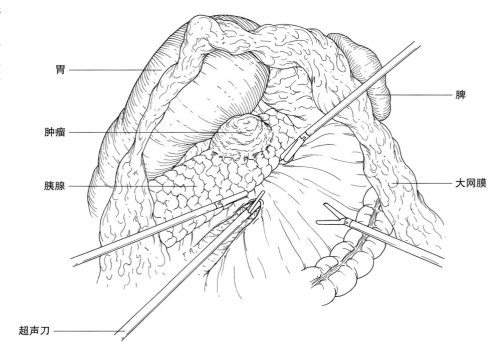

胃

肿瘤

胰腺

超声刀

脾

大网膜

图 1-6-8　从胰尾侧下缘
　　　　　开始的游离

在没有炎症，可以剥离的情
况下，更容易确认胰尾侧。
沿着胰腺实质进行后腹膜切
开的推进，绕过胰腺尾侧端
切至胰腺上缘。

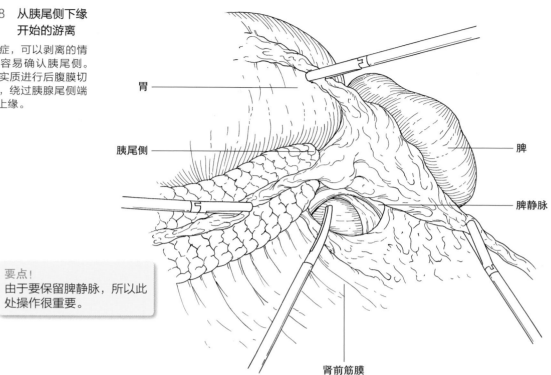

胃

胰尾侧

脾

脾静脉

要点！
由于要保留脾静脉，所以此
处操作很重要。

肾前筋膜

▶ **场景 4**　**将胰腺上缘后腹膜切开，直至与胰腺下缘的切离线汇合**

　　助手右手将胃左动静脉蒂向腹侧牵拉，左手将胰腺向尾侧方向牵拉，将胰胃
韧带充分展开。自预定的胰腺离断线附近开始向左侧将胰腺上缘后腹膜切开（图
1-6-9）。

图 1-6-9　在胰腺上缘处切
　　　　　开后腹膜

展开胰胃韧带，向左侧切开胰
腺上缘的后腹膜。

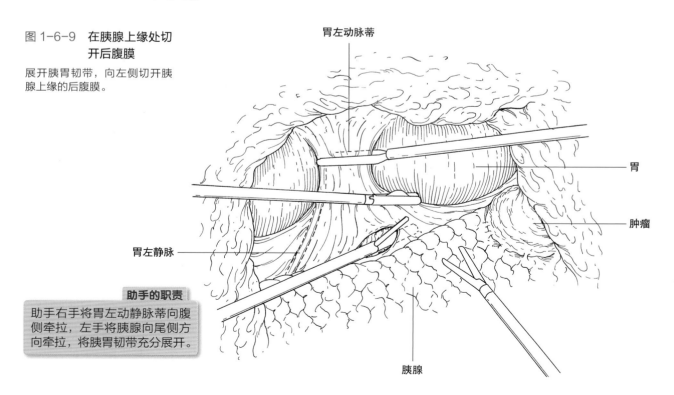

胃左动脉蒂

胃

肿瘤

胃左静脉

助手的职责

助手右手将胃左动静脉蒂向腹
侧牵拉，左手将胰腺向尾侧方
向牵拉，将胰胃韧带充分展开。

胰腺

在肿瘤的尾侧，与下缘的处理相同，沿着胰腺实质进行胰腺的游离。将切开线延长至胰尾部，与下缘的切离线相连（图1-6-10）。肿瘤较大时，手术视野就会比较差，笔者用45°的斜视镜来保证视野。

图 1-6-10 从胰尾侧上缘的游离
在左侧沿着胰腺实质进行胰腺的游离，在胰尾部与下缘的切离线相连续。

胃
肿瘤
脾
脾静脉
胰尾侧

▶ **场景5** **脾动脉的悬吊**

在肿瘤的胰头侧寻找脾动脉，将其悬吊处理。脾动脉从胰腺头侧附近的腹腔干分出（胰上段，Suprapancreatic segment），在胰体的中央附近下降至胰背侧（胰

图 1-6-11 脾动脉的走行
脾动脉是从胰腺头侧附近的腹腔干分出（胰上段，Suprapancreatic segment），在胰体的中央附近下降至胰背侧（胰段，Pancreatic segmen），在胰尾部转至胰腺上缘，然后再下降至胰腺前方（胰前段，Prepancreatic segmen）。

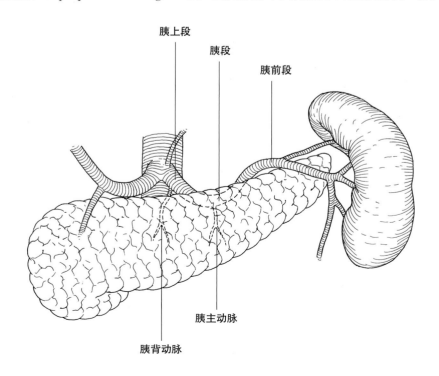

胰上段
胰段
胰前段
胰主动脉
胰背动脉

段，Pancreatic segmen），在胰尾部转至胰腺上缘，然后再下降至胰腺前方（胰前段，Prepancreatic segmen，图 1-6-11）。因此，胰体中央附近很难找到脾动脉，多数都在脾动脉根部悬吊。脾动脉根部附近有动脉周围淋巴结存在，所以将这些淋巴结切除后再进行悬吊，会比较容易。

　　当需要在门静脉前方离断胰腺时，除了脾动脉，肝总动脉也要进行悬吊。在其前方走行的胃左静脉分支用双极闭合器械离断以防止出血（图 1-6-12）。

图 1-6-12　脾动脉的悬吊

因脾动脉周围存在淋巴结，故将其切除后进行悬吊。需要在门静脉上缘离断胰腺时，也要悬吊肝总动脉。

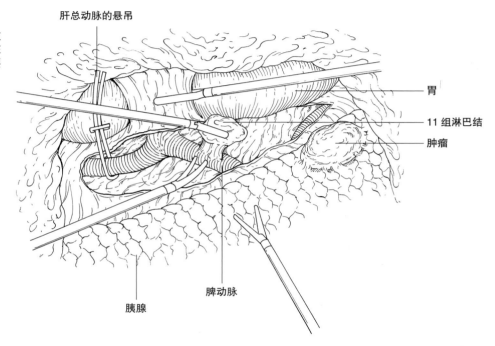

肝总动脉的悬吊

胃

11 组淋巴结

肿瘤

胰腺

脾动脉

▶ 场景 6　**脾静脉与胰腺的剥离**

　　通过上、下缘的切开将胰腺从后腹膜游离起来。助手将胰腺下缘向腹侧头侧上提，将胰腺翻转，使胰腺上缘向足侧牵引。预定切除的胰腺仅仅通过脾动静脉固定在后腹膜上。胰尾部附近，首先在脾静脉与胰腺之间剥离。在胰尾端开始胰腺背侧剥离时，自然会进入脾静脉的间隙。如果离开胰腺，操作就很难进入这个层次。来自胰腺的分支用双极闭合器械进行离断，游离出的脾静脉悬吊处理。如前所述，脾静脉在胰尾部至脾门部多数有 3 个分支，悬吊的部位有可能是分叉部以后的分支，所以继续游离胰腺后，需要注意出现的静脉，不要轻易离断（图 1-6-13）。

　　向内侧继续剥离，脾静脉就会转为埋没在胰腺里面的沟状结构内。此时暂停游离脾静脉，用可拆卸血管钳暂时阻断被悬吊的脾动脉。并牵引脾门部的脾静脉吊带，注意不要损伤到脾静脉。通过动脉血流阻断和脾门部脾静脉的牵引，减少脾静脉血流，使其变得空虚，这样就容易从沟状结构中剥离出脾静脉。另外，牵引脾静脉便于预测埋在胰腺实质沟内和胰后筋膜中的脾静脉走行，按任意方向沿着此线纵向打开脾静脉背侧正中的胰后筋膜。通过胰后筋膜的切开，能够使脾静脉进一步显露于沟外。

从胰腺实质的沟内有多个分支血管汇入脾静脉，这些分支都比较短，使用血管夹处理的话，会因为剥离造成损伤出血。将这些小的分支稍做剥离，不使用血管夹，直接用双极凝闭器械进行凝闭切离（图1-6-14）。如脾静脉在胰腺实质中埋得较深，可使用超声刀将脾静脉分支连同胰腺实质一起离断。血管分支损伤出

图1-6-13 脾静脉和胰的剥离

在胰尾侧进行脾静脉的游离悬吊。在内侧剥离推进，脾静脉埋在胰腺里面的沟状结构内。将脾静脉背侧正中的胰后筋膜纵向切开，把脾静脉从沟状结构中游离出来。

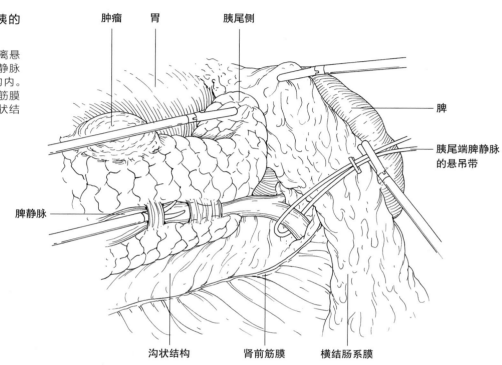

图1-6-14 脾静脉小分支的处理

胰腺实质汇入脾静脉的小分支比较短，使用血管夹处理会损伤出血。可以稍做剥离，直接用双极凝闭器械进行凝闭切离。

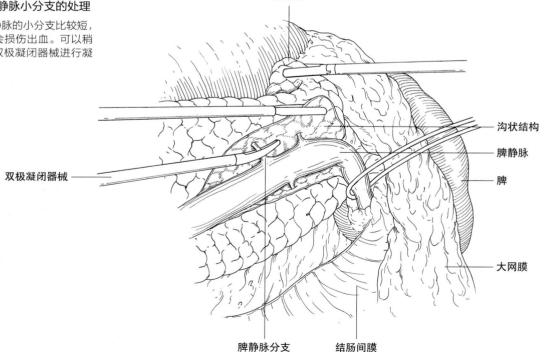

血时，出血点被埋在胰腺内，难以止血。在这种情况下，使用双极电凝和软凝固的止血方法非常有效。

▶ 场景7 脾动脉的游离（图1-6-15）

游离脾静脉后进行脾动脉的游离。脾动脉在根部附近分出胰背动脉，在胰体中央附近分出胰大动脉。这些动脉都是比较粗大的分支，损伤后的出血都很难控制，需要十分注意。

这些分支仅在脾动脉侧用血管夹进行夹闭，并用双极凝闭器械进行闭合离断。在胰腺侧不进行血管夹的夹闭，以免离断胰腺时造成损伤。如果这些分支都进行确切的处理，其他部位与静脉的剥离要容易很多。

▶ 场景8 门静脉隧道的建立

在门静脉附近的肿瘤，需要进行门静脉与胰腺间隙的剥离（隧道）。首先，悬吊胰腺上缘的肝动脉，剥离肝动脉与胰腺。接下来，沿着胰下缘剥离时确认肠系膜下静脉走行，剥离寻找脾静脉、肠系膜上静脉。将肠系膜上静脉左侧至脾静脉根部与胰腺实质之间游离的范围尽量大一点儿，以确保有良好的视野。从胰腺下缘的肠系膜上静脉前方进一步游离，推进至胰腺上缘。与肝动脉和胰腺上缘之间的空间连通，在门静脉前方悬吊胰腺（图1-6-16）。牵引悬吊带，继续剥离胰腺，到达脾静脉合流部、脾动脉根部。

在门静脉附近，脾静脉的胰腺分支很少，而且胰腺的沟状结构也消失了，但需要注意的是，在脾静脉、肠系膜上静脉、肠系膜下静脉合流部附近会有胰腺分支发出（图1-6-17）。

图 1-6-15 脾动脉与胰腺的剥离
像胰背动脉这样粗的脾动脉分支，只在脾动脉侧上夹，然后在胰腺侧用双极凝闭器械进行闭合离断。

> **注意！**
> 胰背动脉和胰大动脉是比较粗大的分支，损伤后的出血控制较为困难，所以要十分注意。

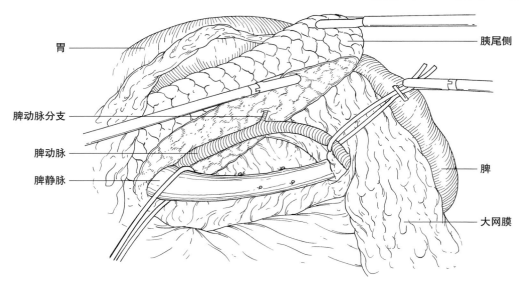

胃
胰尾侧
脾动脉分支
脾动脉
脾静脉
脾
大网膜

图 1-6-16　门静脉隧道

在将肠系膜上静脉左侧至脾静脉根部
与胰腺实质之间尽量游离得范围大一
点儿，以确保有良好的视野。在肠系
膜上静脉前方进一步游离，与肝动脉
和胰腺上缘之间的空间连通。

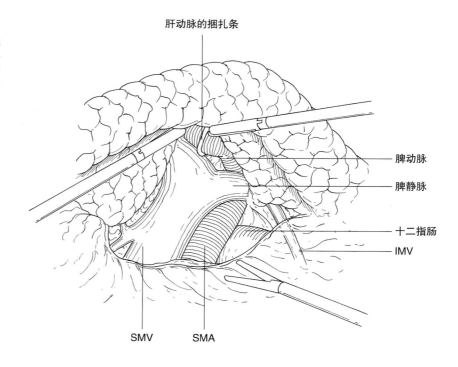

肝动脉的捆扎条

脾动脉

脾静脉

十二指肠

IMV

SMV　　SMA

图 1-6-17　脾静脉根部的解剖

在肠系膜上下静脉和脾静脉的合流
处，存在从肠系膜下静脉进入脾静
脉的连络静脉，以及比较粗大的进
入胰腺的动脉，要引起高度注意。

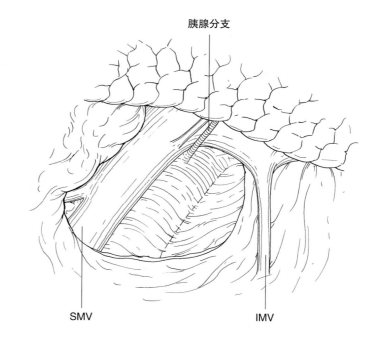

胰腺分支

SMV　　　　　　　　　IMV

▶ 场景9　**胰腺的离断**（图1-6-18）

　　不要损伤保留侧的胰腺被膜，仔细进行胰腺的离断操作。胰腺要经过充分压
挫后再离断，这对于预防胰漏非常重要。在保留脾动静脉的术式中，由于要保留
血管难免会导致胰腺实质损伤，所以必须在胰腺被膜损伤部位的胰头侧，找到保
留了被膜的部位进行胰腺离断。

　　离断胰腺时，笔者主要用 Echelon™ 60（绿色钉仓）。用 Echelon™ 60 缓缓地压

图 1-6-18　手术完成后的术野

观察脾静脉周围有无出血，并确认脾脏颜色。引流管留置在胰断端处。

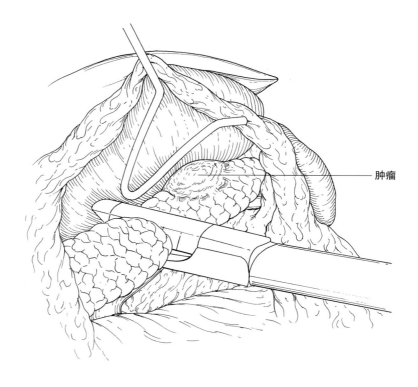

肿瘤

挫胰腺数分钟，然后再锁死钉仓。保持这种状态再压挫数分钟，缓慢击发，击发以后还要再压挫胰腺一段时间，打开切割闭合器。离断胰腺后，检查缝合钉的排列，被膜是否有撕裂，以及断端是否有出血。有少量出血的话，大多可以自动止血，动脉性出血则选择用夹子夹闭止血。

对于因胰腺炎等原因导致胰腺硬化的情况，或者由于切割闭合器的离断导致被膜损伤的情况，可以将胰腺断端埋入上提的空肠襻。在胰腺断端较厚时，预计发生胰漏的可能性较大，有必要采取预防措施。

> **要点!**
>
> 在预防胰漏方面，仔细进行胰腺的离断操作，以免损伤保留侧的胰腺被膜。胰腺要经过充分压挫后再离断，这是非常重要的。特别是在保留脾动静脉的术式中，由于要保留血管会损伤胰腺实质，所以必须在胰腺被膜损伤部位的胰头侧，找到保留了被膜的部位进行胰腺离断。

▶ **场景 10**　**腹腔内冲洗与止血，确认脾脏颜色**（图1-6-19）

保留脾动静脉的术式中，切除结束后，被凝闭掉的脾静脉分支附近有再出血的可能性。尤其是需仔细观察脾静脉周边是否有出血，并确认脾脏颜色。

▶ **场景 11**　**标本的取出，以及留置引流管**

将切除的胰腺放入取物袋内自脐部切口取出。如肿瘤体积较大则需延长切口。引流管置于胰腺断端附近，结束手术。为防止逆行性感染，须使用闭锁式引流系

图 1-6-19　**手术结束后的术野**

观察脾静脉周围是否有出血，确认脾脏的色调。引流管放置在胰腺断端附近。

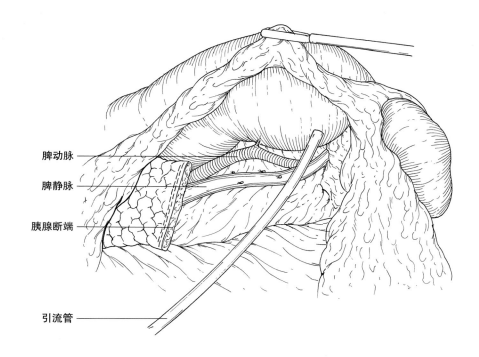

脾动脉

脾静脉

胰腺断端

引流管

统。笔者倾向使用 Break® 平板型硅质引流管（强生），不加负压吸引。

● 术后

◆ 术后管理

经鼻胃管在手术室内拔出。术后第 1 天可离床，步行。

术后第 1 天、第 3 天、第 5 天测定引流液中淀粉酶值，当低于 500IU/L 时可正常进食，拔出引流管。

最近研究者正在研究早期拔出引流管的方案。即使胰腺断端有液体潴留，如果不发生感染也没有问题，长期留置引流管引起的逆行性感染有可能成为导致胰漏的原因。

◆ 应注意的并发症及其处理方法

胰漏的发生与通常的胰体尾部切除无较大差别，但其发生率并不低。难治性胰漏通常用内镜下经鼻胰管引流（Endoscopic nasopancreatic drainage，ENPD）进行对应处置，胰腺断端的假性囊肿用 EUS 下胃内造瘘比较有效。

本术式的特征性并发症是脾梗死和脾脓肿。手术后炎症反应值高或出现持续发热时，需要进行增强 CT 检查，以查找原因。

◉ 参考文献

[1] Shoup M, Brennan MF, McWhite K, et al: The value of splenic preservation with distal pancreatectomy. Arch Surg 2002; 137(2): 164-168.

[2] Benoist S, Dugue L, Sauvanet A, et al: Is there a role of preservation of the spleen in distal pancreatectomy? J Am Coll Surg 1999; 188(3): 255-260.

[3] Nakamura M, Nagayoshi Y, Kono H, et al: Lateral approach for laparoscopic splenic vessel-preserving distal pancreatectomy. Surgery 2011; 150(2): 326-331.

[4] 中村雅史, 田中雅夫: V脾温存尾側膵切除術の手技 腹腔鏡下脾温存尾側膵切除術. 膵臓の内視鏡外科手術. メジカルビュー社; 東京: 2010; 73-85.

[5] 中村雅史: 腹腔鏡下尾側膵切除術(脾温存術). 消化器外科 2013; 36(5): 834-841.

[6] 平松京一, 甲田英一, 毛利　誠ほか: 腹部血管のX線解剖. 医学書院; 東京: 1982.

[7] 中村雅史, 森　泰寿, 渡邉雄介ほか:【膵疾患に対する鏡視下手術の現況】腹腔鏡下膵体尾部切除術　安全性向上の工夫. 胆と膵 2011; 32(1): 29-33.

[8] Nakamura M, Ueda J, Kohno H, et al: Prolonged peri-firing compression with a linear stapler prevents pancreatic fistula in laparoscopic distal pancreatectomy. Surg Endosc 2011; 25(3): 867-871.

[9] 中村雅史, 中島　洋, 堤　宏介ほか: 良性膵腫瘍に対する腹腔鏡下膵体尾部切除術. 消化器外科 2012; 35(8): 1201-1212.

[10] Nakamura M, Shindo K, Ideno N, et al: Prediction of pancreatic fistula by preoperatively assessable factors; retrospective review of unified operations by single surgeon. Hepato-gastroenterology 2013; 60: 26-29.

第 7 节　腹腔镜下胰腺肿瘤核除术

高畑俊一，大塚隆生，田中雅夫　九州大学大学院医学研究院临床·肿瘤外科

术前

◉ 手术适应证

无须进行淋巴结清扫的良性或者低度恶性肿瘤是其适应证，包括浆液性囊性肿瘤（Serous cystic neoplasm，SCN）、黏液性囊性肿瘤（Mucinous cystic neoplasm，MCN）、实性假乳头状瘤（Solid pseudopapillary neoplasm，SPN）和神经内分泌肿瘤（Neuroendocrine tumor，NET）等。根据详细的术前影像诊断，需要排除局部浸润倾向或可疑的转移淋巴结等，另外，肿瘤的位置在胰腺表面，且距离主胰管较远（5mm 以上）的病变也要排除。

NET 需要在术前利用超声内镜引导下细针穿刺活检术（EUS-FNA）进行组织学诊断，不仅要确定诊断，还要判定组织学上的恶性程度。恶性程度为 G2 以上时，不能进行核除术，必须进行定型的胰腺切除。

◉ 手术操作概略

在镜下切开大网膜，开放网囊腔，显露胰腺。进行术中超声检查，确认肿瘤部位与主胰管之间的距离。为了不损伤肿瘤，使用电钩和超声波凝固切开装置切开胰腺被膜及实质，摘除病变。根据胰腺缺损部位的状态，附加胰腺实质的缝合收缩、胃壁缝合被覆、胰腺空肠吻合等，并留置引流管。

◉ 应注意的术前管理（术前本手术要求的特殊护理等）

根据影像学诊断仔细进行鉴别诊断、恶性程度诊断，一定要排除胰腺癌，以及其他转移浸润的肿瘤。即使是靠近胰腺表面的病变，在手术过程中也有难以确认的情况，因此要从术前的影像中充分把握病变部位。对于与主胰管距离比较近的病变，特别是在靠近胰头部的病变，为了预防术中的胰管损伤及术后胰漏，需考虑留置胰管支架或内镜下经鼻胰管引流（Endoscopic nasopancreatic drainage，ENPD）。

● 腹腔内操作前的准备

◈ 体位和手术团队、手术器械的配置

体位为分腿仰卧位，患者右侧为术者，左侧为助手，双腿间为扶镜助手。各种设备的电源、线材、吸引器管道等全部放置在术者的头侧，必要时便于术者的移动。两个显示器放置在患者头侧的左右。

◈ 戳卡的插入位置

参照腹腔镜下胃切除术，留置 5 个戳卡（图 1-7-1）。剑突下设计小切口插入肝脏压排拉钩，将肝左叶外侧区域以及网囊腔开放后的胃向上抬起，确保有良好的视野。腹腔镜方面，主要使用 30° 斜视镜。

图 1-7-1　戳卡插入位置
按照通常的腹腔镜下胃切除术的戳卡来配置。

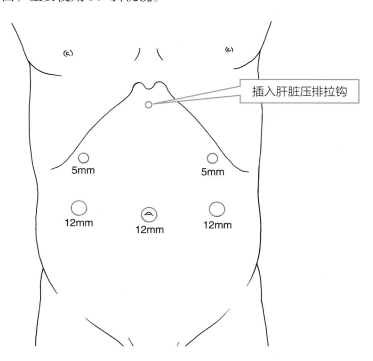

插入肝脏压排拉钩

● 手术操作流程

1️⃣ 开放网膜腔。▶场景1
2️⃣ 确认病变部。▶场景2
3️⃣ 肿瘤的核除（胰腺部分切除）。▶场景3
4️⃣ 预防胰漏。▶场景4
5️⃣ 止血，冲洗，引流，缝合切口。▶场景5

必要时制作出上提的空肠襻，追加胰腺空肠吻合，以及关闭肠系膜缺损部。大部分的操作都是术者站在患者右侧进行，结合病变部位和缝合结扎的方向，可适当调整术者的位置和使用的戳卡。

● 每个场景的手术操作及构成

▶ 场景 1 **开放网膜腔**

术者左手以及助手的钳子将胃和大网膜之间保持紧张，用超声刀切开，将网囊腔开放。要充分切开，便于确认病变部位，以及能够从剑突下戳卡插入肝脏压排拉钩将胃抬起（图 1-7-2）。

图 1-7-2　视野确保

从剑突下戳卡插入肝脏拉钩，抬起肝左外叶及胃，确保手术视野，术中用超声确认病变。

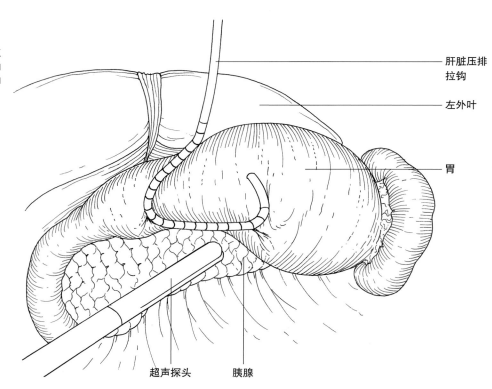

肝脏压排拉钩

左外叶

胃

超声探头　胰腺

▶ 场景 2 **确认病变部**

于镜下确认病变部，常有术前影像诊断病变位于胰腺表面但术中难以判断病灶位置的情况。用超声探头进行病变的扫查，在术前进行 EUS-FNA 时，穿刺造成的瘢痕可以用作标记。

▶ 场景 3 **肿瘤的核除（胰腺部分切除）**

用电刀在胰腺表面对肿瘤进行标记并设计切除线。如果是有包膜的肿瘤，可以将包膜轻轻抬起，用钳子压住周围的胰腺，同时沿包膜用电刀或超声刀切除（图 1-7-3）。如果是无包膜的肿瘤，连带握持周围少部分胰腺实质，注意不要切入肿瘤，以同样的方法进行切离。因为是腹腔镜下的手术操作，主体还是从眼前处理，并从多个方向一点一点地进行剥离。胰腺实质的出血多可用软凝固应对。另外，虽然很少见，但遇到从表面突出下垂型的囊性肿瘤等情况，可用自动缝合器将胰腺实质一并切除（图 1-7-4）。根据术前影像，提前确认有无损伤主胰管的可能。

图 1-7-3　肿瘤的核除
标记后，在不损伤肿瘤的情况下小心地将其牵引抬起，进行核除。

肿瘤

要点！
以处理眼前为主，从多方向一点点地剥离。

超声刀

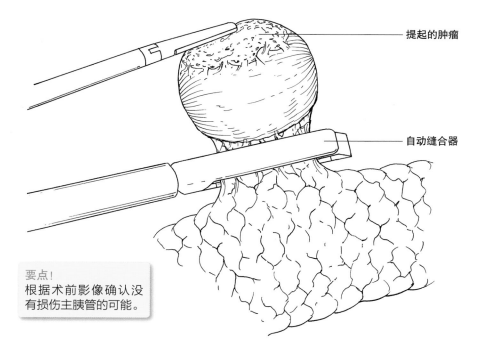

图 1-7-4　针对突出的肿瘤，使用自动缝合器
在向外突出型的病变中，可以用自动缝合器切除胰腺实质。注意勿损伤主胰管。

提起的肿瘤

自动缝合器

要点！
根据术前影像确认没有损伤主胰管的可能。

▶ **场景4** **预防胰漏**（图1-7-5）

病变核出后自然会出现胰腺实质缺损，多数情况下只需确认止血即可。虽然也有根据缺损的形状进行胰腺实质的缝合和胃后壁缝合覆盖缺损的情况，但是这被认为没有意义，最近很少进行。

另一方面，发生胰漏的可能性很大，或者切除后观察确认有胰液漏出时，则制作上提空肠襻，通过胰腺断面与空肠的吻合，确保将漏出的胰液引流至肠管内（图1-7-6）。

图1-7-5 胰腺实质的缝合

通过缝合胰腺缺损部，试图防止胰漏。

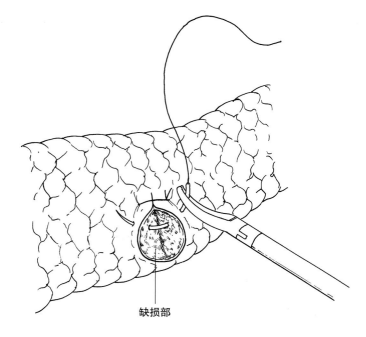

缺损部

图1-7-6 胰腺空肠吻合

发生胰漏可能性很大、容易诱发危险的情况下，将胰腺缺损部与上提的空肠襻缝合。图中采取的是间断缝合，也可以采用连续缝合。

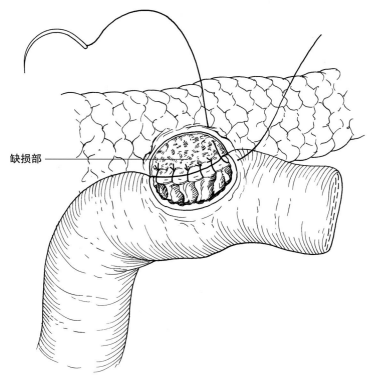

缺损部

▶ 场景 5　**止血，冲洗，引流，缝合切口**

　　充分确认止血后，用生理盐水冲洗。确认有无胰液漏出，如果有则追加前述的吻合。在切除部附近留置引流管，胰腺断面如果接触引流管，容易引起胰漏，而且容易迁延不愈，为确保引流充分，距离断面 1～2cm 处放置引流管，为防止引流管脱落可将引流管前端置于网膜腔深部。最好可以利用已有的戳卡切口行引流，但在胃或者横结肠的位置可能因压迫导致引流管脱离，可于最短距离增设新切口。笔者所在科室于胰腺下缘的结肠系膜附近用可吸收线做成线环，将引流管从中穿出，较为松弛地固定引流管以防止脱落（图 1-7-7）。

　　将 12mm 戳卡切口与脐部切口的筋膜缝合封闭后，缝皮，手术结束。

图 1-7-7　**留置引流管**
将引流管穿过可吸收线的环，
松弛地固定，防止脱落。

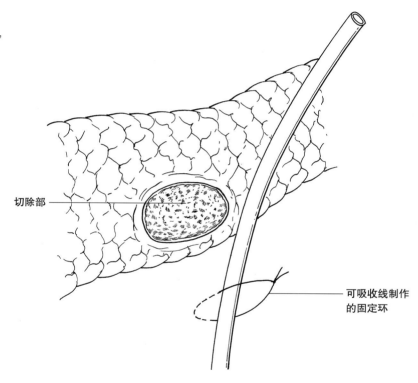

切除部

可吸收线制作
的固定环

● 术后

◈ 术后管理

无胰漏的情况下，术后 3 ~ 4 天后便可经口进食。

◈ 应注意的并发症及其处理方法

最应该注意的并发症是胰漏。通过引流液的性状和淀粉酶值判断是否有胰液漏出，但也有引流管脱离而导致引流不良的情况，需要注意。当升高的淀粉酶值突然下降时，最好通过 X 线摄像来确认引流管的位置。

如发生胰漏，需在禁食状态下等待其好转，长期胰漏则需要调整引流方案和方法。引流液减少时，可以考虑胰管支架和 Enbd 管等经乳头引流。如果是引流不畅导致腹腔内积存，可以考虑更换引流管，或者行经皮或 EUS 引导下的经胃穿刺引流。

◎ 参考文献

[1] Dedieu A, Rault A, Collet D, et al: Laparoscopic enucleation of pancreatic neoplasm. Surg Endosc 2011; 25(2): 572-576.
[2] 大塚隆生, 高畑俊一, 上田純二ほか:【GEPNETの最前線】治療　外科治療　膵神経内分泌腫瘍の外科治療. 肝・胆・膵 2013; 66(5): 803-809.
[3] 木村英世, 大塚隆生, 松永壮人ほか:【神経内分泌腫瘍(NET)の最前線】膵神経内分泌腫瘍の診断と外科治療　非機能性神経内分泌腫瘍. 消化器外科 2013; 36(13): 1861-1867.
[4] Kuroki T, Eguchi S: Laparoscopic parenchyma-sparing pancreatectomy. J Hepatobiliary Pancreat Sci 2014; 21(5): 323-327.

第8节 腹腔镜下胰腺中段切除术

松下 晃，中村慶春，内田英二 日本医科大学消化器外科

前言

　　腹腔镜的视觉放大效果和目标脏器后方独特的术野显示，与切除中精细的剥离操作密切相关，在胰腺切除手术中非常有用。一方面，在腹腔镜手术中，参与手术的全体人员拥有相同的视野，对每一个手术操作，全体人员都可以进行反馈，因此对防止术者的解剖误认非常有利。另一方面，为了克服腹腔镜的 2D 效果，有必要将深部术野的展开法进行定型化。此外，因为钳子活动度受限，而胰腺又是被固定在后腹膜，需要重建的胰腺手术，在腹腔镜下胰腺中段切除术（Laparoscopic central pancreatectomy，Lap-CP）、腹腔镜下胰十二指肠切除术（Lap-PD）中，对重建技术的探索研究是不可或缺的。

　　Lap-CP 或机器人支持下的胰腺中段切除术，近年来有报道指出其有效性。此次，笔者就 Lap-CP 的手术技巧，结合对手术技巧的思索进行解说。

术前

◆ 手术适应证

　　胰腺神经内分泌肿瘤以及胰管内乳头状黏液瘤（Intraductal papillary mucinous neoplasm，IPMN）、实性假乳头状瘤（Solid pseudopapillary neoplasm，SPN）、黏液性囊性肿瘤（Mucinous cystic neoplasm，MCN）等胰腺囊性肿瘤中，为非浸润性肿瘤病变并存在于胰颈部至胰体部右侧之间，不适用于核除术时，是本术式的适应证。

◆ 手术操作的要点

　　胰腺中段切除术是一种保留脾动静脉的术式，当从脾动静脉上剥离胰体部时，就会带来血管（保留）以及胰腺实质的出血风险。因此，优先将脾动脉游离悬吊出来，当出现意外出血时，通过阻断脾动脉，能够减少胰体尾部的血流，这对于安全进行手术非常重要。

　　另外，为防止胰腺离断中的胰管内的胰液漏到腹腔内，在胰颈部和胰体部两处都使用自动缝合器（Endoscopic linear stapler，ELS）处理，在行胰腺消化道重建时，可以在吻合侧胰腺断面的正上方做小切口，在直视下，行胰胃吻合。

● 腹腔内操作前的准备

◈ 体位和手术团队、手术器械的配置

　　体位（固定为仰卧分腿位）和手术团队、手术器械的配置如图 1-8-1 所示，术者主要站立于患者右侧，应对不同情况时可能需要移动至患者左侧或两腿间。

图 1-8-1　体位和手术团队、手术器械的配置

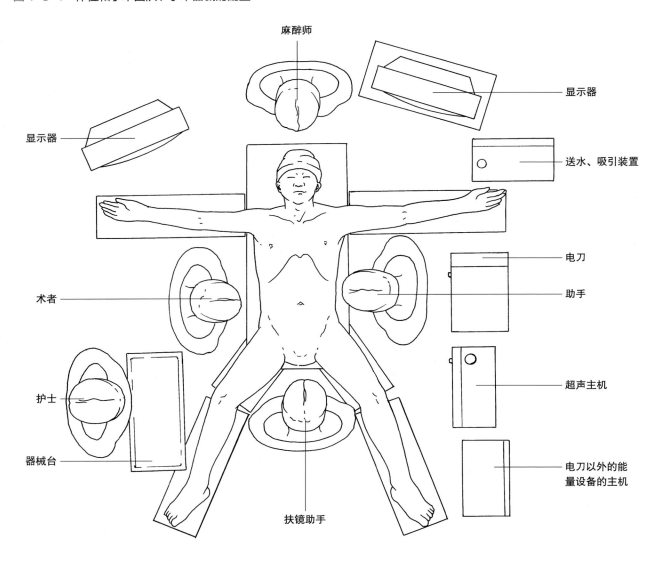

麻醉师

显示器

显示器

送水、吸引装置

电刀

术者

助手

护士

超声主机

器械台

扶镜助手

电刀以外的能量设备的主机

显示器的放置位置要求是保证术者、助手、扶镜助手都能以自然的姿势看到显示器。

◈ 戳卡插入位置

　　戳卡的位置与小切口位置如图 1-8-2 所示，脐部用开腹法切开插入 12mm 戳

卡（图 1-8-2 ①）。上腹部正中线约右侧 5cm 的肋缘下放置 5mm 戳卡（图 1-8-2 ②），图 1-8-2 ①与图 1-8-2 ②之间为 5mm 戳卡（图 1-8-2 ③），左肋缘下乳头线处为 5mm 戳卡（图 1-8-2 ④），图 1-8-2 ①与图 1-8-2 ④之间插入 12mm 戳卡（图 1-8-2 ⑤）。

　　一般使用灵活的软式腹腔镜，气腹压设定为 7 ~ 10mmHg。

图 1-8-2　戳卡的位置

脐部留置 12mm 戳卡①，右锁骨中线与右腋前线之间的右肋弓下留置 5mm 戳卡②，脐部高度部位留置 5mm 戳卡③，左侧锁骨中线的左肋弓下留置 5mm 戳卡④，脐部高度留置 12mm 戳卡⑤。开腹的切口在吻合侧胰腺断面的正上方（A），利用该切口行胰胃吻合。

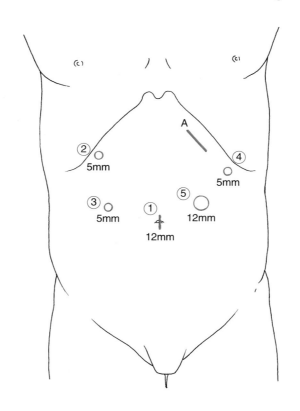

手术操作流程

1 开放网膜腔，显露胰颈部与胰体尾部前方。 ▶场景 1

2 脾动脉的游离确认。 ▶场景 2

3 胰颈部的游离（建立胰后隧道）。 ▶场景 3

4 用腹腔镜超声行术中超声检查。 ▶场景 4

5 脾动静脉与胰体部的游离。 ▶场景 5

6 胰颈部的离断。 ▶场景 6

7 胰体部（吻合侧）的胰腺离断。 ▶场景 7

8 吻合侧胰腺断端的处理。 ▶场景 8

9 胰胃吻合。 ▶场景 9

10 腹腔内冲洗与留置引流管。 ▶场景 10

11 关闭切口。 ▶场景 11

● 各个场景的手术操作及构成

▶ 场景1　开放网膜腔，显露胰颈部与胰体尾部前方

切开网膜腔的前壁，显露胰颈部、胰体尾部的前方（图1-8-3）。在距离脾脏比较近的左侧开始离断大网膜，很容易进入粘连很少的网膜腔。可以全都使用Laparoscopic coagulating shears（LCS）或者Vessel sealing system（VSS）进行切离。助手把持胃后壁，将其抬起。切开小网膜后，将胃用悬吊带抬起，易于展开术野。

切开网膜腔内的粘连，注意不要损伤胃网膜动静脉和横结肠及横结肠系膜，胃网膜右静脉直立向上走行在胰腺背侧，大网膜切开的位置也就终止于此。

图1-8-3　显露胰颈部及胰体尾部前方

将网膜腔的前壁切开后显露胰颈部和胰体尾部的前面，将网膜内的粘连离断，胃网膜右静脉直立向上走行在胰腺背侧，大网膜切开的位置也就终止于此。

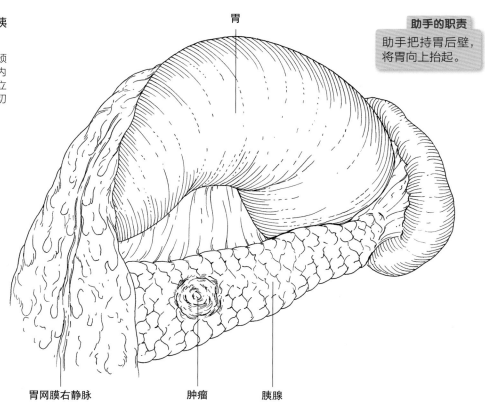

胃

助手的职责

助手把持胃后壁，将胃向上抬起。

胃网膜右静脉　　　肿瘤　　　胰腺

▶ 场景2　脾动脉的游离确认

术者站在患者的右侧，在胰颈部和胰体部右侧的上缘是包含有淋巴结的软组织，将这些软组织沿着胰腺实质向背侧剥离，肝总动脉（CHA）便自然与胰腺游离开来。向左侧剥离胰腺上缘，会露出脾动脉（SA）。助手使用纱布垫片将胰体向足侧牵引，操作会更容易。游离SA起始部并进行悬吊（图1-8-4）。

此处操作非常重要，如果后续操作中发生出血的时候，用血管钳阻断SA以后，能够减少出血量。

图 1-8-4　脾动脉的游离
　　　　　确认

在胰颈部和胰体部右侧的上缘是包含有淋巴结的软组织，将这些软组织沿着胰腺实质向背侧剥离，肝总动脉（CHA）便自然与胰腺游离开来。向左侧剥离胰腺上缘，会露出脾动脉（SA）。游离SA 起始部并进行悬吊。PV：门静脉。

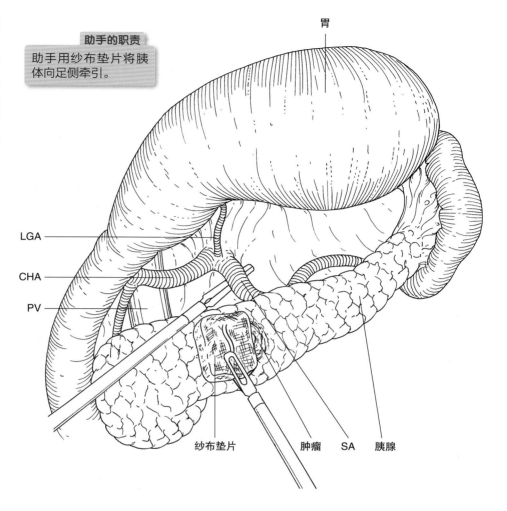

助手的职责
助手用纱布垫片将胰体向足侧牵引。

胃

LGA

CHA

PV

纱布垫片　　肿瘤　　SA　　胰腺

▶ 场景 3　胰颈部的游离（建立胰后隧道）

　　沿着胃十二指肠动脉（GDA）向中枢侧走，显露出 CHA 后，从胰腺上缘开始游离。背侧方向剥离胰上缘，进而显露门静脉、脾静脉（图 1-8-5A）。此处对于进行后续胰背侧的安全操作十分重要。

　　在胰腺背侧直立走行的胃网膜右静脉附近的胰腺下缘，小心地向胰尾部方向剥离，显露肠系膜上静脉（图 1-8-5B）。在此期间，不要用力把持胰腺，避免将其损伤，应在钳子处于打开状态下将胰腺抬起以防止损伤胰腺实质。从背侧充分游离胰颈部，至左侧的胰体部附近，此时十分重要的是充分显露出脾静脉向肠系膜上静脉的汇入部分（图 1-8-5C）。将胰腺绕带悬吊后，结合门静脉的走行，从胰腺下方游离胰颈部，成功建立胰后隧道（图 1-8-5D）。

▶ 场景 4　用腹腔镜超声行术中超声检查

　　使用腹腔镜超声，确认肿瘤位置（图 1-8-6）。

图 1-8-5A　胰颈部的游离（胰腺上缘的剥离）

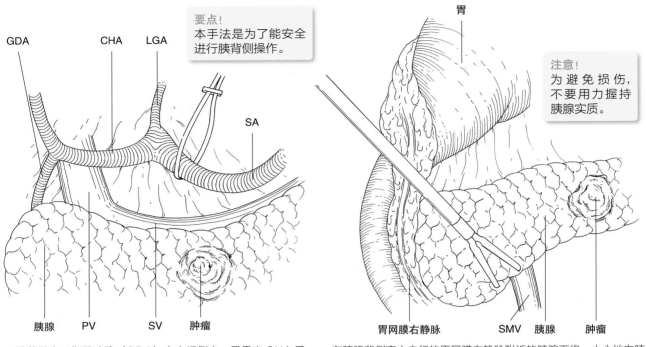

要点！
本手法是为了能安全进行胰背侧操作。

GDA　CHA　LGA　SA

胰腺　PV　SV　肿瘤

沿着胃十二指肠动脉（GDA）向中枢侧走，显露出 CHA 后，从胰腺上缘开始游离。背侧方向剥离胰上缘，进而显露门静脉、脾静脉。SV：脾静脉。

图 1-8-5B　胰颈部的游离（胰腺下缘的剥离）

胃

注意！
为避免损伤，不要用力握持胰腺实质。

胃网膜右静脉　SMV　胰腺　肿瘤

在胰腺背侧直立走行的胃网膜右静脉附近的胰腺下缘，小心地向胰尾部方向剥离，显露肠系膜上静脉（SMV）。

图 1-8-5C　胰颈部的游离（胰后隧道建立过程）

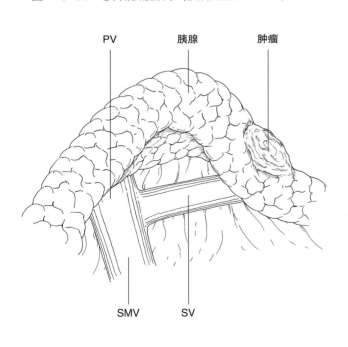

PV　胰腺　肿瘤

SMV　SV

从背侧充分游离胰颈部，至左侧的胰体部附近，此时十分重要的是充分显露出脾静脉向肠系膜上静脉的汇入部分。

图 1-8-5D　胰颈部的游离（胰后隧道建立完成）

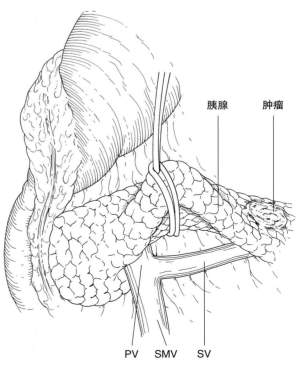

胰腺　肿瘤

PV　SMV　SV

将胰腺绕带悬吊后，结合门静脉的走行，从胰下方游离胰颈部，成功建立胰后隧道。

图 1-8-6　用腹腔镜超声行术
　　　　　中超声检查
使用腹腔镜超声，确认肿瘤的位置。

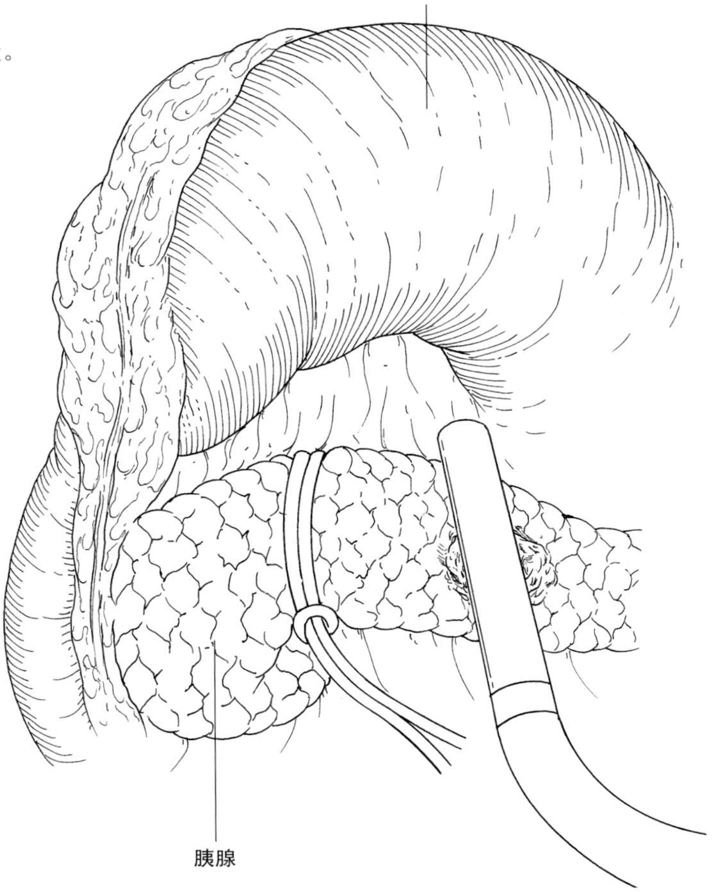

胃

胰腺

▶场景5　脾动静脉与胰体部的游离

　　从右侧朝着左侧（吻合侧）的胰腺预定切除部游离，使用 LCS 和 VSS 将胰体尾部从脾动静脉上游离开。采用胰腺上缘入路剥离脾动脉与胰体部的粘连，脾静脉的游离多数从胰背侧进行（图 1-8-7）。越过胰体预定切离部，进行脾动静脉的充分剥离。通常，在游离脾动静脉与胰体尾部时，即使不使用血管夹也不会有出血，所以能够顺利进行，但是，来自脾静脉等的血管造成中等程度以上的出血时，可以用血管钳阻断脾动脉，以便减少出血量，然后用软凝固等设备进行止血操作。

▶场景6　胰颈部的离断

　　在肿瘤的右侧离断胰颈部。笔者使用 ELS（Powered echelon 60mm，爱惜龙，绿色钉仓）进行腹腔镜下的胰腺离断。在使用时最需注意的是，闭合时不要撕裂胰腺实质，并且在激发时不要将周围的组织和脉管卷入其中。针对前者，注意闭合时闭合部位不要有张力；针对后者，重要的是利用上述的纱布垫片等压排胃，确保 ELS 有足够的操作空间（图 1-8-8）。

　　对于离断后胰腺断端的动脉性出血，可以追加血管夹止血。将胰体部下缘向左侧剥离，沿着后方的肾前筋膜游离。

图 1-8-7 脾动静脉的游离

在胰背侧的视角下，将 SV 向足侧牵拉，利用 LCS 和 VSS 将胰体部从 SV 上游离开。

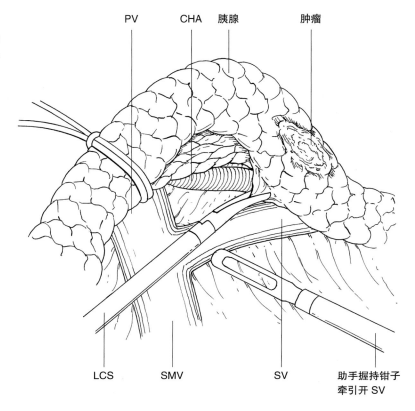

PV　CHA　胰腺　肿瘤

LCS　SMV　SV　助手握持钳子牵引开 SV

图 1-8-8 胰颈部的切除

在肿瘤的右侧，利用 ELS 离断胰颈部。通过纱布垫片等压排胃，确保 ELS 有足够的操作空间。

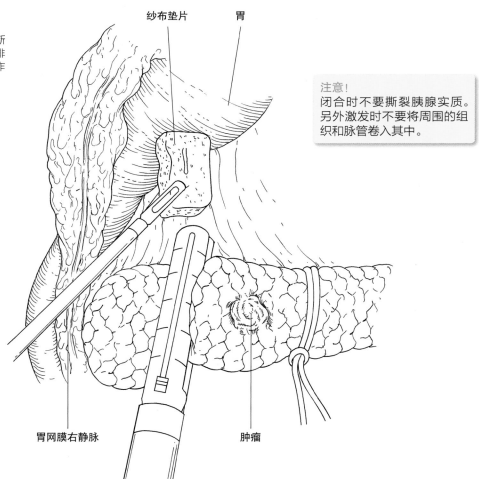

纱布垫片　胃

> **注意！**
> 闭合时不要撕裂胰腺实质。另外激发时不要将周围的组织和脉管卷入其中。

胃网膜右静脉　肿瘤

▶ 场景 7　胰体部（吻合侧）的胰腺离断

　　吻合侧的胰腺离断操作，笔者也使用 ELS。这样可以预防胰管内的胰液漏到腹腔内，也可减轻胰腺离断时伴随的出血（图 1-8-9）。

图 1-8-9　胰体部（吻合侧）
　　　　　 的离断

使用 ELS 进行操作。这样可以
预防胰管内的胰液漏到腹腔内，
并且可减轻胰腺离断时伴随的
出血。

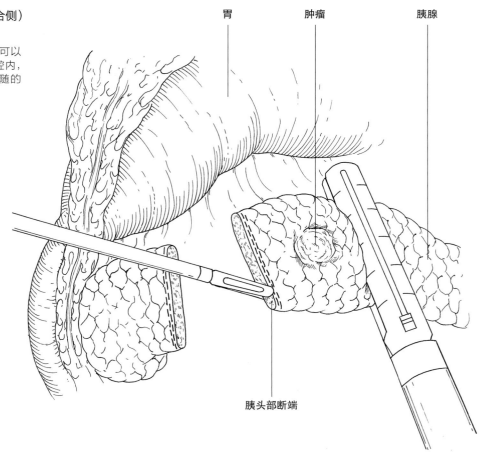

胃　　　　肿瘤　　　　胰腺

胰头部断端

▶ 场景 8　吻合侧胰腺断端的处理

　　胰腺离断后，在胰腺断端的正上方做一个 4 ~ 7cm 的小切口。为保护切口安装切口保护套（Alexis wound retractors，Applied medical 公司）。切除标本摘出后，在吻合侧胰腺断端的头侧和尾侧各缝 1 针支持线，多数可以通过支持线将胰腺断端拉到切口附近。用蚊式钳除去胰管上的闭合钉，打开主胰管离断部（图 1-8-10）。当清除闭合钉后的胰管进入胰腺实质内，或主胰管很细小难以寻找时，在吻合时直视下将吻合侧胰腺断端约 3mm 长度的钉仓线全部切除，显露主胰管的开口部。

图 1-8-10 吻合侧胰腺断面
的处理

通过腹部小切口，直视下用蚊式
钳清除 ELS 的钉，显露主胰管
离断部的开口。

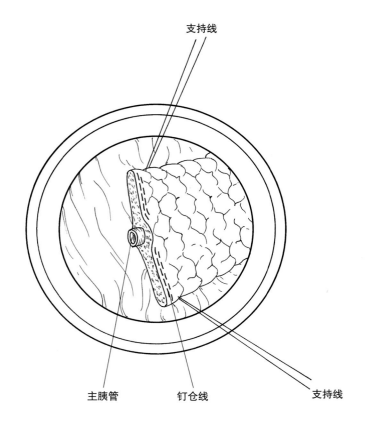

支持线

主胰管　　钉仓线　　支持线

▶ 场景 9　**胰胃吻合**

胰胃吻合，与开腹手术一样，首先切开胃后壁的浆膜肌层做成口袋，采用柿田式改良法，使用 3-0 可吸收线曲针以结节缝合法行端侧吻合，进行胰腺实质胃浆肌层缝合（图 1-8-11）。仅结扎胰上缘的胰腺实质胃浆肌层缝合线（图 1-8-11 ①），使胰腺实质贴近胃。

在胃侧插入胰管导管后，用 4 针 5-0 PDS 线进行胰管胃黏膜吻合（图 1-8-12）。缝在胰管上的线不仅要缝在胰管上，也要带上 2 ~ 3mm 的胰腺实质。进行胰管胃黏膜吻合时，首先将缝在胰管背侧的线保留针，不缝在胃黏膜一侧，先进行牵引，这样就容易找到胰管内腔。胰管导管从胃前壁引出，做成外引流。

本方法由于缝合打结操作可以直接用手进行，所以可以和开腹术一样安心进行。本吻合法的重点是将小切口开在胰腺断端正上方。

> **要点！**
>
> 本吻合法的重点是将小切口开在胰腺断端正上方。

图 1-8-11　胰胃吻合（胰腺实质胃浆肌层缝合）

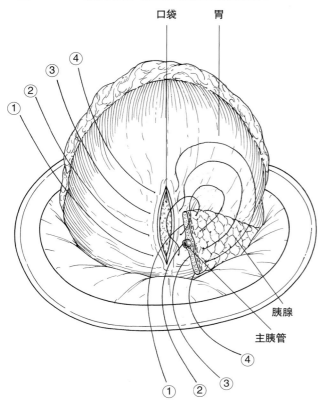

首先切开胃后壁的浆膜肌层做成口袋，采用柿田式改良法，使用 3-0 可吸收线曲针以结节缝合法行端侧吻合，进行胰实质胃浆肌层缝合。

图 1-8-12　胰胃吻合（胰管胃黏膜吻合）

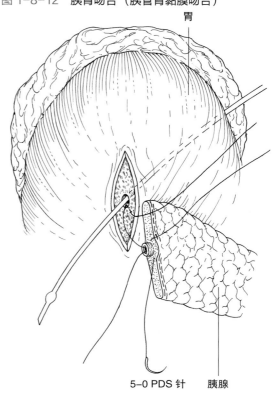

仅结扎胰上缘的胰腺实质胃浆肌层缝合线（图 1-8-11 ①），使胰腺实质贴近胃。在胃侧插入胰管导管后，用 4 针 5-0 PDS 线进行胰管胃黏膜吻合。

▶ 场景 10　**腹腔内冲洗与留置引流管**

　　通过小切口直视下使用开腹手术用的吸引器进行冲洗。接下来用手套封闭切口，再度做气腹后，仔细冲洗腹腔内。

　　引流管为闭锁式引流管，留置于胰胃吻合的上缘和下缘。

▶ 场景 11　**关闭切口**

　　牢固缝合腹膜、筋膜，关闭切口。

● 结语

　　本文介绍了利用腹腔镜的优点——放大效果，以及笔者等以重视安全性和标准化为目标的 Lap-CP 手术方法。倘若今后该术式作为标准术式普及开来，本文对此过程也有一定贡献，笔者将倍感荣幸。

◉ 参考文献

[1] Nakamura Y, Uchida E, Tajiri T, et al: Laparoscopic pancreatic resection: some benefits of evolving surgical techniques. J Hepatobiliary Pancreat Surg 2009; 16: 741-748.

[2] Orsenigo E, Baccari P, Bissolotti G, et al: Laparoscopic central pancreatectomy. Am J Surg 2006; 191: 549-552.

[3] Kang CM, Kim DH, Lee WJ, et al: Initial experiences using robot-assisted central pancreatectomy with pancreaticogastrostomy: a potential way to advanced laparoscopic pancreatectomy. Surg Endosc 2010; 25: 1101-1106.

[4] Nakamura Y, Matsumoto S, Matsushita A, et al: Pancreaticojejunostomy with closure of the pancreatic stump by endoscopic linear stapler in laparoscopic pancreaticoduodenectomy: A reliable technique and benefits for pancreatic resection. Asian J Endosc Surg 2012; 5: 191-194.

[5] 中村慶春, 田尻　孝, 内田英二: Ⅳ. 脾摘を伴う尾側膵切除術の手技(膵頸部で膵切離を行う場合). 膵臓の内視鏡外科手術. 跡見　裕, 高折恭一編. 東京; 2010; 33-43.

[6] 松下　晃, 中村慶春, 内田英二: 腹腔鏡下膵頭十二指腸切除術における膵切離にELSを用いる意義. 手術 2014; 68: 153-156.

[7] Zenelli M, Casadei R, Santini D, et al: Pseudomyxoma peritonei associated with intraductal papillary-mucinous neoplasm of the pancreas. Pancreas 1998; 17: 100-102.

[8] Kakita, A, Yoshida, M, Takahashi T, et al: History of pancreaticojejunostomy in pancreaticoduodenectomy: development of a more reliable anastomosis technique. J Hepatobiliary Pancreat Surg 2001; 8: 230-237.

[9] Shinchi H, Takao S, Maemura K, et al: A new technique for pancreaticogastrostomy for the soft pancreas: the transfixing suture method. J Hepatobiliary Pancreat Surg 2006; 13: 212-217.

[10] Murakami Y, Uemura K, Hayashidani Y, et al: No mortality after 150 consecutive pancreatoduodenctomies with duct-to-mucosa pancreaticogastrostomy. J Surg Oncol 2008; 97: 205-209.

第9节 腹腔镜下胰腺假性囊肿经胃开窗术

森 俊幸，鈴木 裕，横山政明，中里徹矢，杉山政则 杏林大学医学部消化器·一般外科

前言

急性胰腺炎和慢性胰腺炎急性加重后，并发胰腺假性囊肿的概率很高。随着人们对假性囊肿病理生理的认知逐渐增多，并且介入、内镜治疗的水平也不断提高，手术以外的治疗选择也在增加。并且随着腔镜外科手术的进步，在腹腔镜下实施囊肿 – 消化道吻合术，成为可能。

在假性囊肿与胃后壁相邻的情况下，采用胃内手术的技术进行胃胰腺假性囊肿开窗术也是一个有效的选项。胰腺假性囊肿的治疗存在多种方法，针对每个病例，需要结合胰腺假性囊肿的病理生理和对并发症的理解，以及自己熟悉掌握的治疗技术来选择合适的治疗方法。

术前

◈ 手术适应证

在急性胰腺炎和慢性胰腺炎病例中，胰腺假性囊肿的病理生理是不同的，判断治疗的适应证时必须要考虑到这一点。

关于胰腺假性囊肿消化管内引流的适应证为急性胰腺炎的患者，形成假性囊肿的时间超过6周且囊肿的直径大于6cm。而慢性胰腺炎的假性囊肿，如果最大直径超过6cm，考虑直接进行手术治疗。与胃后壁相邻的假性囊肿，是囊肿胃吻合（开窗）术的适应证，除此之外的部位，通过Roux-en-Y法与上提的肠襻吻合。囊肿壁和胃后壁充分粘连在一起的情况下，通过胃内手术的操作也可以完成囊肿经胃开窗术。

无论哪个术式都可以在腹腔镜下完成，术后效果也很好。

胰腺假性囊肿的病理生理

◈ 病理生理

急性胰腺炎和慢性胰腺炎形成胰腺假性囊肿的病理生理是不同的，D'Egidio等用Ⅰ～Ⅲ型来进行分类。继发于急性坏死性胰腺炎的Ⅰ型也被称为急性假性囊肿。急性假性囊肿的起因是急性胰腺炎引起的胰腺坏死从而导致胰管破碎。在急性胰

腺炎恢复后，也会持续漏出胰液，胰液积存在胰腺周围诸如网膜腔等空间中。这些积存的胰液和周围坏死组织引起炎症反应，在周围形成囊肿壁。随着囊壁逐渐成熟，最终会由肉芽组织、血管以及纤维化的结缔组织共同构成囊壁。急性假性囊肿因为起源于胰腺周围的胰液积存，所以囊肿位于胰腺外，也被称作胰外囊肿。虽然疾病早期存在囊肿与胰管的交通，但随着囊肿壁的成熟，这种交通逐渐减少，内镜下逆行胆道造影（Endoscopic retrograde cholangiopancreatography，ERCP）显示只有50%以下存在交通，而囊肿穿刺造影检查则证明只有很少的病例存在交通。

◈ 发病机制

慢性假性囊肿存在两种发病机制。

1. 第一发病机制

第一种情况，继发于慢性胰腺炎的急性加重，相当于D'Egidio的Ⅱ型。依据急性加重的严重程度，发生率也随之增加，另外在疾病初期，一般认为腔内是坏死组织，与Ⅰ型的假性囊肿的发病机制有很多共同点。

2. 第二发病机制

第二种情况，相当于D'Egidio的Ⅲ型，在慢性胰腺炎的病例中，胰腺结石或蛋白样物质导致胰管分支闭塞，引起末梢侧胰管扩张。在胰管扩张的过程中，胰管上皮逐渐消失。通过这样的机制产生的囊肿，也被称作潴留性假性囊肿，囊肿内容物为透明液体。伴有慢性胰腺炎的假性囊肿多存在于胰腺实质内，也被称为

图 1-9-1　胰腺假性囊肿的治疗策略

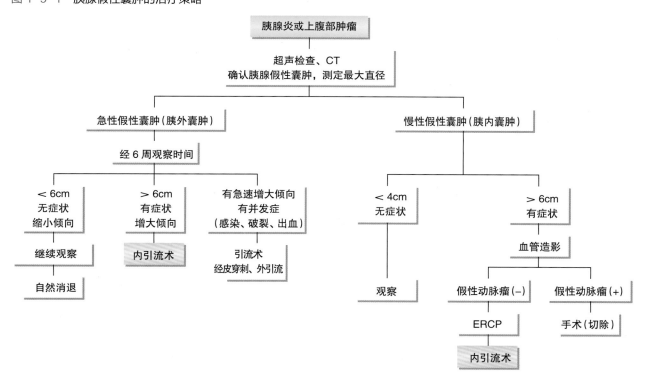

胰内囊肿，胰管系和囊肿的交通相较于 I 型囊肿要少很多，通过 ERCP 及切除标本造影，也只能发现 20% 以下的病例存在交通。

◈ 胰腺假性囊肿的治疗策略

胰腺假性囊肿因其形成背景及胰腺的病理生理不同，治疗策略也有差异（图 1-9-1）。

1. 急性胰腺假性囊肿的治疗方针

急性胰腺假性囊肿的治疗方针及治疗时机，要根据其本身的自然经过和并发症的发生率来决定。有文献报道，一般情况下急性假性囊肿仅通过随访观察，约 20% 的病例能够自然消退，而囊肿自然消退几乎都发生在囊肿形成后的 6 周内。

2. 并发症的发生率

囊肿感染、出血、囊肿破裂等并发症的累积发生率，在囊肿发生后的 0 ~ 6 周约为 21%，7 ~ 12 周为 46%，13 ~ 18 周为 60%，19 周以后为 67%，随着观察时间的延长其发生率随之增高。因此，囊肿发生后经过 6 周以上的观察，不能自然消退的囊肿，被称为成熟囊肿，考虑到并发症的发生率增加，应将其视作治疗的适应证。也有报道指出并发症的发生率与囊肿直径相关，6cm 以下的囊肿经过观察有缩小倾向，其自然消退的可能性较高，所以有的学者认为，即使观察已经超过 6 周，也可以继续观察随诊。6cm 以上的成熟囊肿通常是有症状的，是内引流的适应证。急性胰腺假性囊肿在观察过程中快速增大的病例，或者出现囊肿感染、破裂等并发症时，需要通过经皮穿刺或者留置穿刺引流管进行外引流。

◈ 伴有慢性胰腺炎的胰腺假性囊肿

1. 治疗方针

在经过随诊观察后，如果囊肿无法自然消退，一经诊断应该依据临床表现决定治疗方法。一般认为，即使在慢性假性囊肿中，囊肿最大直径也与并发症的发生率有相关性。6cm 以下无症状的囊肿，并发症的发生率较低，有观点提出仅随诊观察即可。另一方面，直径超过 6cm 的囊肿通常伴有症状，是治疗的适应证。

2. 假性动脉瘤的治疗

慢性胰腺假性囊肿的病例中，在胰腺周围血管会出现假性动脉瘤的情况。假性动脉瘤多数在脾动脉和胃十二指肠动脉上，一般认为是囊肿机械压迫导致。假性动脉瘤一旦破裂，即使施行紧急手术，抢救成功率也很低，故而慢性胰腺假性囊肿的病例，治疗前应先进行动脉造影，鉴别是否存在假性动脉瘤，如果确认存在假性动脉瘤，则用弹簧圈等进行栓塞。囊肿和动脉瘤位置关系密切时，则是连同动脉瘤一起将囊肿切除的适应证。对于没有假性动脉瘤的病例，适用内引流术，根据囊肿所在位置来决定治疗方法。

● 治疗方法的选择

确定治疗方案时，要综合考虑临床经过、囊肿的诊断，以及感染的有无，还需要行 CT、MRI 等影像检查，判断周围动脉有无假性动脉瘤，把握血管分布。几乎所有的影像检查都会描述胰腺假性囊肿为具有较厚囊壁的单一性囊肿。

囊肿内容物是均质性的，如呈现非均质性，则怀疑有囊内出血的可能；如存在分隔，则需与黏液性囊性肿瘤（Mucinous cystic tumor，MCT）等肿瘤性囊肿相鉴别。囊肿内发现气体通常是感染性囊肿的表现。

> **要点！**
>
> 　　胰腺假性囊肿经胃开窗术的前提是囊肿壁与胃粘连紧密，然而通过术前影像诊断来了解这一点是比较困难的。当囊肿周围存在粗大的新生血管时，制订治疗方案时需要进行参考（图 1-9-2）。

图 1-9-2　胰腺假性囊肿 CT 图像

胰腺假性囊肿，被描述为具有较厚囊壁的单一囊肿，要留意囊肿周围粗大的新生血管（箭头所示）。

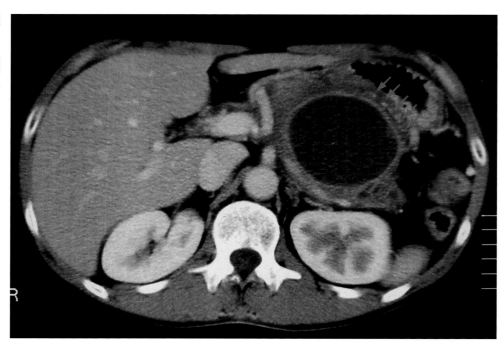

◈ 腹腔镜下手术法

通过腹腔镜进行内引流术，根据假性囊肿所在的部位从以下术式中进行适当的选择。

◈ 结肠下入路（Infracolic approach）

网膜腔内比较大的假性囊肿（> 10cm）会向尾侧挤压横结肠系膜，从横结肠系膜开一小口，能够显露出囊肿壁，在此处行腹腔镜下假性囊肿空肠吻合术（Roux-en-Y 法）。有报道指出结肠下入路（Infracolic approach）对感染性胰腺坏死行坏死组织清除（Necrosectomy）也有帮助。

◈ 囊肿–胃造瘘术（Cystgastrostomy）

囊肿位于胃后壁附近的情况下，可以通过胃内手术进行腹腔镜胰腺假性囊肿经胃开窗术。

◈ 囊肿–空肠造瘘术（Cystjejunostomy）

除了上述的网膜腔内囊肿，囊肿位于十二指肠附近的情况下，通过 Roux-en-Y 法将囊肿与上提肠襻吻合。

● 腹腔内操作前的准备

◈ 体位和手术团队、手术器械的配置

患者取分腿位，显示器配置在患者的头侧（图 1-9-3），留置戳卡时术者站在患者左侧，行内引流术时术者站在患者两腿之间。

图 1-9-3　腹腔镜胰腺假性囊肿内引流术的手术室布置

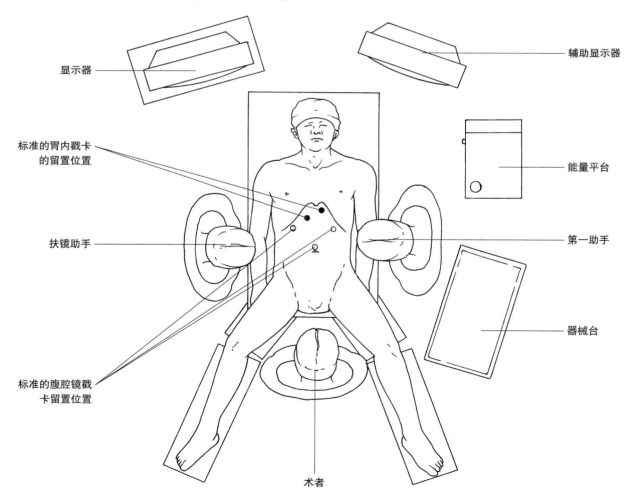

显示器

辅助显示器

标准的胃内戳卡
的留置位置

能量平台

扶镜助手

第一助手

标准的腹腔镜戳
卡留置位置

器械台

术者

患者为分腿位，显示器配置在患者的头侧，留置戳卡时术者站在患者左侧，行内引流术时术者站在患者两腿之间。

◆ **戳卡插入位置**

首先在脐部用开腹法留置腔镜戳卡，气腹压维持在 10mmHg，在左、右肋弓下留置操作用的戳卡。通过这个戳卡插入钳子、能量设备或超声探头等，诊断是否存在假性囊肿，判断囊肿位置，以及囊肿有无与胃后壁粘连。

● 手术操作流程

1 确认囊壁与胃壁的愈合粘连。 ▶场景 1

2 向胃内送入CO_2气体。 ▶场景 2

3 留置胃内戳卡。 ▶场景 3

4 留置胃内操作戳卡。 ▶场景 4

5 从胃内确认囊肿。 ▶场景 5

6 囊肿经胃开窗术。 ▶场景 6

7 拔出胃内戳卡及胃戳卡切口的缝合闭锁。 ▶场景 7

● 每个场景的手术操作及构成

▶场景 1 **确认囊壁与胃壁的愈合粘连**

用钳子把持胃大弯侧，通过检查胃后壁的活动就能判断出是否存在愈合粘连。在判断不明确的情况下，可打开网膜腔进行确认。

▶场景 2 **向胃内送入CO_2气体**

胰腺假性囊肿与胃后壁愈着粘连的情况下，有施行胃内手术的可能。在施行胃内手术时，先通过胃管向胃内输送 CO_2 气体使胃膨胀起来。胃内压维持在最大 15mmHg。根据胃内送气的状态，开关脐部戳卡的气体阀门，逐渐降低气腹压。这是为了避免因腹腔内压力的上升，妨碍胃壁的伸展。另外，此时需要维持胃前壁的视野。适宜的气腹压通常为 4 ~ 7mmHg。

图 1-9-4　胃内手术的配置

在腹腔镜观察下，贯通腹壁和胃前壁，留置胃内戳卡。插入 5mm 的 30° 斜视镜，观察胃内。

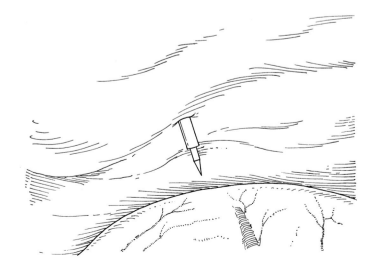

▶场景 3　留置胃内戳卡

通过术前 CT 预测囊肿中心处所在，在其上的皮肤做一 8mm 的切口，钝性分离到腹直肌前鞘。在腹腔镜观察下，通过这个切口，贯通腹壁和胃前壁，留置胃内戳卡（图 1-9-4）。通过胃内戳卡置入 5mm 的 30° 斜视镜，观察胃内情况。从胃贲门部开始向十二指肠乳部观察会比较容易。

▶场景 4　留置胃内操作戳卡

再次在脐部腔镜观察下，采用与最初的戳卡同样的方法，在左侧 4～5cm（胃壁的口侧）插入留置第 2 个戳卡。必要时，在第 2 个戳卡的小弯侧追加留置戳卡。戳卡的尺寸为 1 个为 10mm，其余的为 5mm。

胃内戳卡留置完成后，开放脐部戳卡的气体阀门，气腹压维持在 0。戳卡的胃壁固定不牢固的情况下，可以用鲋田式胃壁固定器或缝合线将胃壁悬吊在前腹壁上，预防胃壁滑脱。不需要进行十二指肠阻断。

▶场景 5　从胃内确认囊肿

再次将 5mm 的 30° 斜视镜插入胃内，在镜头直视下，通过胃内戳卡插入长穿刺针，在术前 CT 诊断确认的囊肿处（多数情况下可以观察到胃后壁的膨隆）穿透胃后壁，吸引囊肿内容物。为了确认囊肿情况，可以通过胃内戳卡插入探头进行超声检查。

通过以上操作确认囊肿的存在后，主要使用电钩将胃后壁和囊肿壁切开（图 1-9-5）。为了使电钩充分止血，要调高电钩的能量。

图 1-9-5　通过胃内手术进行的囊肿经胃开窗术

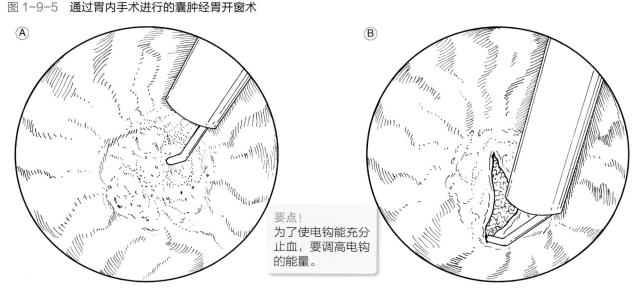

要点！
为了使电钩能充分止血，要调高电钩的能量。

追加留置 2 个操作用戳卡，主要用电钩切开胃后壁和囊肿壁，进行开窗。

▶ 场景6　**囊肿经胃开窗术**

囊肿内腔确认后，在这个开口处沿着胃长轴方向尽可能地延长切口。开窗如果过小的话，早期容易产生闭塞，进而引起囊肿感染等并发症。另外，同样的道理，若发现囊内有坏死组织，尽可能地将坏死组织清除，并将坏死物质通过幽门送到十二指肠内。

开窗术完成后，要充分吸净胃内气体。

▶ 场景7　**拔出胃内戳卡及胃戳卡切口的缝合闭锁**

再次建立10mmHg的气腹，腹腔内插入10mm的30°斜视镜，在腹腔镜直视下拔除戳卡。穿刺处用2mm丝线，在体腔内缝合结扎闭锁。一个胃壁缺损处的缝合闭锁，通常只需要缝合一针（图1-9-6）。

图1-9-6　**胃壁的缝合闭锁**

在腔镜直视下将胃内戳卡留置部的缺损缝合闭锁。

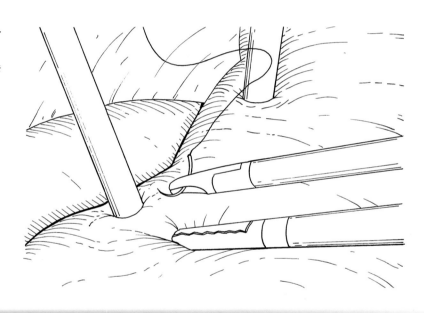

● 术后

◆ 手术成绩

笔者等率先遵循上述方针，在检查胃后壁的活动性后确认可以行胃内手术的情况下，将此方案作为第一选择。到目前为止笔者等所遇到的18例中，有14例判断为可以行胃内手术。通过胃内手术进行的囊肿经胃开窗术中，有时会引起难以控制的囊壁出血。笔者等遇到过2例，为了止血，选择腹壁小切口，进行胃切开止血。1例是之前CT（图1-9-2）所示，囊壁有粗大的新生血管。在具有这样的血管影像病例中，行手术自由度高的结肠下入路（Infracolic approach）更为合适。

关于开窗部位的大小：对于病程较长的、内容物为浆液性的囊肿来说，选择相对较小的开口（大概3cm的程度）即可；对于充满坏死组织的囊肿来说，开口应该尽可能大。在早期的1例病例中，由于开窗较小，引起开窗部堵塞，术后第3

天出现高热，同时 CT 发现囊内有气泡，对于这种感染性囊肿，进行了开腹手术。

完成本式式的 14 例病例，经过平均 48 个月的随访观察，未发现囊肿再发，所以认为该术式是有效的手术方式。

● 结语

内镜的操作器械已十分发达，有文献报道了用 ESD（Endoscopic submucosal dissection，内镜下黏膜下层剥离术）设备进行囊肿经胃开窗术，但对于先前所述的出血病例来说，也存在处理困难的问题。特别是发现囊肿内存在杂质（Debris）的病例中，外科的内引流术是第一选择。通过腔镜手术进行的胰腺假性囊肿消化道吻合术，填补了内镜介入与传统开腹手术之间的鸿沟，是一种有用的选项。

◎ 参考文献

[1] Bradley EL III: A clinical based classification system for acute pancreatitis. Arch Surg 1993; 128: 586-590.

[2] D'Egidio A, Schein M: Percutaneous drainage of pancreatic pseudocysts: a prospective study. World J Surg 1991; 16: 141-146.

[3] Sankaran S, Walt AJ: The natural and unnatural history of pancreatic pseudocysts. Br J Surg 1975; 62: 37-44.

[4] Richter III HM: Natural history of pancreatic pseudocysts. in Howard J et al.(eds)Surgical disease of the pancreas, 3rd edition Section VIII 43, Williams and Wilkins, Baltimore, 1997; pp417-422.

[5] Bumpers H, Bradley III EL: Treatment of pancreatic pseudocysts. in Howard J et al.(eds)Surgical disease of the pancreas, 3rd edition Section VIII 44, Williams and Wilkins, Baltimore, 1997; pp423-432.

[6] Grace PA, Wiiliamson RCN: Modern management of pancreatic pseudocysts. Br J Surg 1993; 80: 573-581.

[7] El Hamel A, Parc R, Adda G, et al: Bleeding pseudocysts and pseudoaneurysms in chronic pancreatitis. Br J Surg 1991; 78: 1059-1063.

[8] Adams DB, Zellner JL, Anderson MC: Arterial hemorrhage complicating pancreatic pseudocysts: role of angiography. J surg Res 1993; 54: 150-156.

[9] Hamza N, Ammori BJ: Laparoscopic drainage of pancreatic pseudocysts: a methodological approach. J Gastrointest Surg 2010; 14: 148-155.

[10] Bhattacharya D, Ammori BJ: Minimally invasive approaches to the management of pancreatic pseudocysts: review of the literature Surg Laparosc Endosc Percutan Tech 2003; 13: 141-148.

[11] Cuschieri SA, Jakimowicz JJ, Stultiens G: Laparoscopic infracolic approach for complications of acute pancreatitis. Semin Laparosc Surg 1998; 5: 189-194.

[12] Mori T, Abe N, Sugiyama M, et al: Laparoscopic pancreatic cystgastrostomy. J Hepatobiliary Pancreat Surg 2000; 7: 28-34.

[13] Hagopian EJ, Teixeira JA, Smith M, et al: Pancreatic pseudocyst treated by laparoscopic Roux-en-Y cystojejunostomy Report of a case and review of the literature. Surg Endosc 2000; 14: 967.

[14] Cuschieri A: Pancreatic necrosis: pathogenesis and endoscopic management. Semin Laparosc Surg 2002; 9: 54-63.

第 10 节　腹腔镜下胰腺假性囊肿消化道吻合术

森川孝則，內藤　剛，海野倫明　東北大学大学院医学系研究科消化器外科学

术前

◈ 手术适应证

急性胰腺炎后产生的假性囊肿是急性胰周液体积聚（Acute peripancreatic fluid collection）形成的炎性包裹。内部不伴有坏死组织的囊肿化的胰腺假性囊肿，而急性坏死性胰腺炎产生的急性坏死物积聚（Acute necrotic collection）被肉芽组织或纤维性被膜包裹，最终形成包裹性坏死（Walled-off necrosis，WON）。随着 Atlanta 分类的修订，人们对这两者进行了区分。

日本的《急性胰腺炎诊疗指南》中，没有采用改版后 Atlanta 分类中 WON 的名称定义，而是将此概念进行了一般化处理。因此，所谓"胰腺假性囊肿"的外科治疗，必须是在理解修订版 Atlanta 分类中胰腺假性囊肿和 WON 的成因以及病理生理差异的基础上，进行治疗方案的选择。

WON 是由于坏死性胰腺炎的炎症波及至胰腺外，导致流向网膜腔的渗出液、坏死物质潴留并包裹形成的。因此，胃后壁与 WON 的壁成为一体化结构，与腹腔镜下囊肿胃吻合术相比，胃内入路的腹腔镜下囊肿经胃开窗术和内科的超声内镜下引流术，是更为合理的处理方案。另外，从反复进行坏死组织清除的角度来看，在行囊肿消化道吻合时，囊肿胃吻合是更理想的方案。

另一方面，对于胰腺假性囊肿的治疗，无论是慢性胰腺炎还是急性胰腺炎来源的，由于囊肿与胃后壁之间存在网膜囊，相较于超声内镜下引流来说，行囊肿消化道吻合会更为妥当。并且，它的适应证在日本的《急性胰腺炎诊疗指南》中是相对宽泛的：伴有腹痛等症状；出现感染或出血等并发症；随诊观察中发现囊肿增大；最大直径在 6cm 以上；即使观察 6 周以上，也未见缩小倾向。

◈ 手术操作概略

近年来，随着 Step-up approach 概念的引入，也引入了更为微创的介入治疗，多数是在介入治疗无效的情况下，再行外科处置。因此，内镜或 CT 引导下引流无效的病例，才被考虑为外科手术的适应证，外科手术的内引流适应证也受到一定的限制。然而，腹腔镜下内引流术，也具备微创的低侵袭性，还有可形成更大的内引流口、更确切地掌握对囊肿周围愈合粘连情况、出血时应对更容易以及囊肿壁活检等内科引流所不具备的优势。

腹腔镜下胰腺囊肿消化道吻合术包括囊肿胃吻合术和囊肿空肠吻合术。上述这些，在 WON 的情况下，囊肿胃吻合较为合理，同时还可以选择胃内入路的囊肿开窗术，对于囊肿开窗术还请参考其他章节。对于胰腺假性囊肿，要根据囊肿所在的部位，选择囊肿胃吻合术或是囊肿空肠吻合术，通过术前的影像学诊断和术中超声检查做出判断还是很重要的。

◈ 术前管理

通过足量的补液及蛋白酶抑制剂、生长抑素和抗生素等的应用，使炎症表现和全身状态尽可能达到稳定状态，并能够应对手术的要求。

● 腹腔内操作前的准备

◈ 体位和手术团队、手术器械的配置（图1-10-1）

体位为仰卧分腿位，术者站在患者两腿之间，患者右侧是扶镜助手，患者左侧

图 1-10-1　体位和手术团队、手术器械的配置

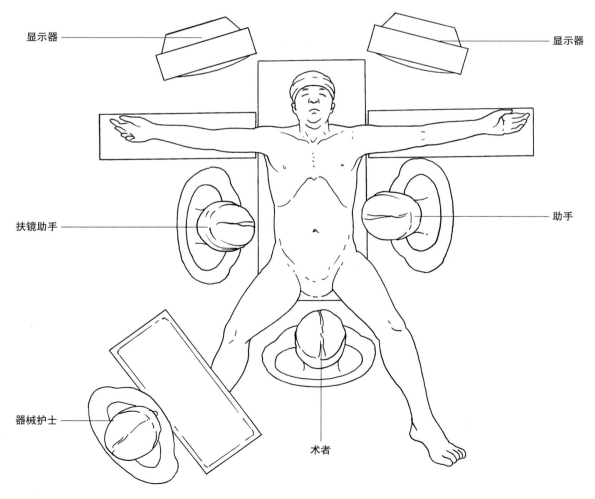

体位为仰卧分腿位，术者站在两腿之间，患者右侧是扶镜助手，患者左侧是助手位置，器械护士站在患者右脚的位置。

是助手，在患者的头侧配置 2 台显示器，使助手和扶镜助手能各自看到对侧的显示器，器械护士站在患者右脚的位置。

◈ 戳卡插入位置（图1-10-2）

术前行腹部超声检查确定囊肿的位置，插入戳卡的位置如同将囊肿包围起来。首先在脐部或脐下位置用 Hasson 法插入 12mm 的戳卡。之后在腹腔镜观察下，在左右锁骨中线处各插入 1 个 12mm 戳卡，脐部戳卡为腔镜用，左右锁骨中线处戳卡为术者用。

通过这样的同轴配置，能够更容易进行手术中必要的缝合结扎操作。另外，为了在左、右两侧都能够插入自动缝合器，所以两侧均采用了 12mm 戳卡。此外，在左上腹插入 1 个 5mm 的戳卡，供助手使用。

图 1-10-2　**戳卡插入位置**

首先在脐部或脐下位插入 12mm（①）的戳卡供腔镜使用。之后在左右锁骨中线插入 12mm（②、③）戳卡供术者使用。助手钳子用的 5mm 戳卡留置在左上腹。

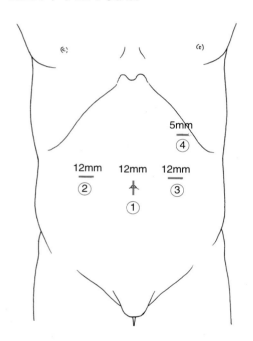

● 手术操作流程

1. 腹腔镜下囊肿空肠吻合术

1 横结肠抬高与囊肿的确认。　▷场景 1

2 囊肿穿刺。　▷场景 2

3 扩大穿刺孔，确认囊肿内腔。　▷场景 3

4 囊肿空肠吻合。　▷场景 4

5 自动缝合器插入孔的闭锁。　▷场景 5

6 留置引流管，关腹。　▷场景 6

2. 腹腔镜下囊肿胃吻合术

1 开放网膜腔。　▶场景 1

2 囊肿穿刺。　▶场景 2

3 切开胃后壁。　▶场景 3

4 囊肿胃吻合。　▶场景 4

5 自动缝合器插入孔的闭锁。　▶场景 5

6 留置引流管，关腹。　▶场景 6

● 每个场景的手术操作及构成

1. 腹腔镜下囊肿空肠吻合术

▶场景 1　**横结肠抬高与囊肿的确认**

　　取头高位，助手将横结肠牵向头侧抬高，展开横结肠系膜（图 1-10-3）。此时，不要直接把持结肠壁，一定要把持大网膜和横结肠系膜。另外，在把持横结肠系膜时，必须要注意不能损伤血管。之后小肠会落向足侧，显露 Treitz 韧带。通过以上这些操作，可以看到被肠系膜上动静脉以及横结肠、空肠起始部所包围起来的胰腺假性囊肿的隆起。

图 1-10-3　**横结肠系膜的展开**

取头高位，助手将横结肠向头侧抬起，展开横结肠系膜。看到被肠系膜上动静脉以及横结肠、空肠起始所包围起来的胰腺假性囊肿的隆起。

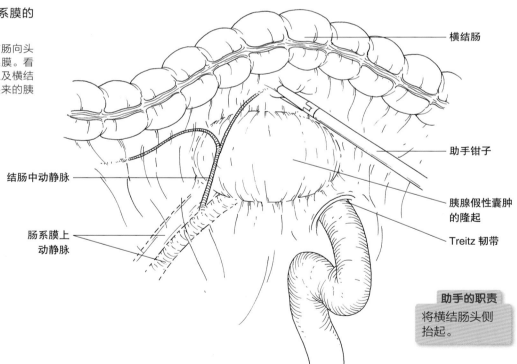

横结肠

助手钳子

胰腺假性囊肿的隆起

Treitz 韧带

结肠中动静脉

肠系膜上动静脉

助手的职责
将横结肠头侧抬起。

▶场景 2　**囊肿穿刺**

　　将超声探头放在横结肠系膜上，检查囊肿及周围组织。掌握囊肿的位置和范围，特别是要充分确认结肠中动脉的走行，以此确定穿刺位置。

穿刺部位的选择要留意这些地方：囊肿壁尽量薄的部位；容易插入自动缝合器的部位；切开缝合操作时不会损伤结肠中动静脉和边缘动脉的部位。用带球囊的穿刺针进行穿刺，膨胀球囊避免囊肿内容物外漏，吸引内容物（图 1-10-4）。

图 1-10-4　囊肿穿刺
超声检查后，用带球囊的穿刺针进行穿刺，膨胀球囊避免囊肿内容物外漏，吸引内容物。

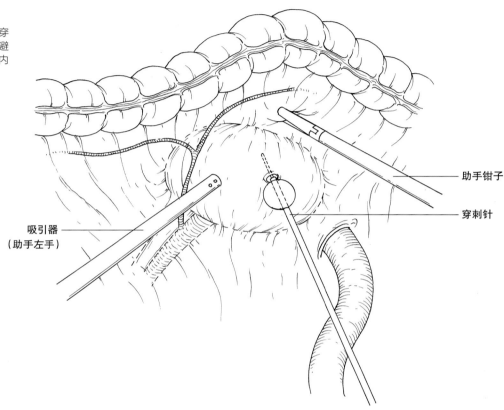

助手钳子

穿刺针

吸引器
（助手左手）

▶ **场景3**　**扩大穿刺孔，确认囊肿内腔**

吸引囊肿内容物后，用超声刀将穿刺孔扩大，也可以用剥离钳钝性分离将其扩大，扩大到可以插入自动缝合器的程度即可（图 1-10-5）。

接下来，继续将囊内容物充分吸净。虽然应尽可能地去除囊内坏死组织，但因为有出血的风险，切忌勉强操作。最后，将自动缝合器提前试验性地插入囊肿开口部，确认吻合器能够顺利插入（图 1-10-6）。

> **要点！**
> 除了插入孔的大小和自动缝合器的角度以外，也要确保横结肠系膜的展开。

▶ **场景4**　**囊肿空肠吻合**

将距离 Treitz 韧带 20 ~ 30cm 的肛门侧空肠上提，用超声刀切开肠系膜对侧的小肠。此时，切开程度要尽量小。之后，在空肠切开部插入自动缝合器，注意把持小肠的自动缝合器不要脱落，同时将另一侧的臂插入囊肿开孔部（图 1-10-7）。暂

图 1-10-5　**扩大穿刺孔**

用超声刀扩大穿刺孔。

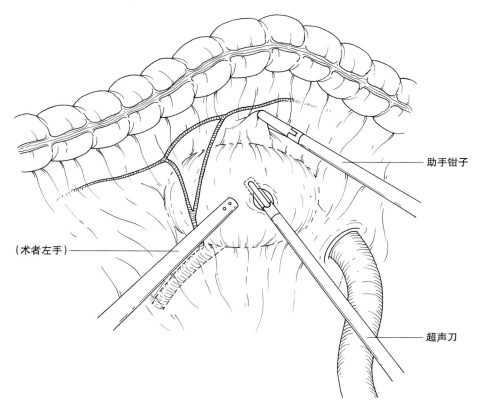

助手钳子

（术者左手）

超声刀

图 1-10-6　**自动缝合器的试验性插入**

术者左手和助手的钳子向箭头的方向展开横结肠系膜，使自动缝合器的插入角度和横结肠系膜相契合。

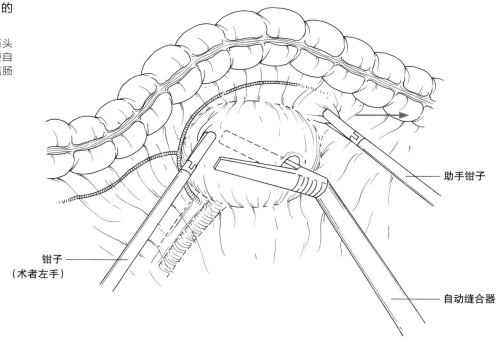

助手钳子

钳子
（术者左手）

自动缝合器

　　时缓缓地含住自动缝合器，尽可能地向深部插入，然后再完成闭合打钉。

　　最后将镜头置入吻合口确认囊肿内腔，确认吻合器的钉仓线，以及囊肿壁有无出血。

图 1-10-7　囊肿空肠吻合

从空肠切开处插入切割闭合器，注意不要从空肠中脱出，同时将切割闭合器插入囊肿内。

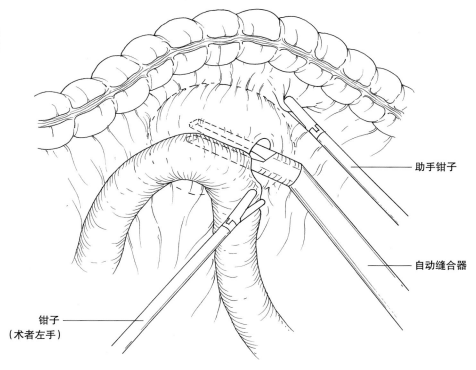

助手钳子

自动缝合器

钳子
（术者左手）

▶ 场景 5　**自动缝合器插入孔的闭锁**

切割闭合器插入部用 3-0 可吸收线行连续缝合闭锁。先在插入部的右侧端结节缝合 1 针。接着缝合左侧端后，采用连续缝合法向右侧端进行缝合，最后和右侧端的缝合线打结，完成连续缝合（图 1-10-8）。

图 1-10-8　插入孔的缝合闭锁

在自动缝合器插入部的右侧端进行 1 针结节缝合。接着在左侧端开始采用连续缝合法向右侧端进行缝合，最后和右侧端的缝合线打结，完成连续缝合。

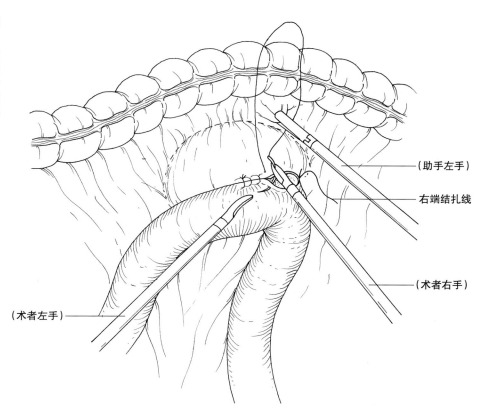

（助手左手）

右端结扎线

（术者右手）

（术者左手）

▶ 场景 6　**留置引流管，关腹**

用加温生理盐水充分冲洗腹腔内，确认无出血和异物残留。在囊肿空肠吻合口的背侧留置封闭式引流管，从左上腹的戳卡部位引出体外（图 1-10-9）。关腹时，为了防止 12mm 戳卡处发生疝，要对筋膜进行缝合，皮肤用单股可吸收线埋线缝合。

图 1-10-9　**留置引流管**
在囊肿空肠吻合口的背侧留置封闭式引流管。

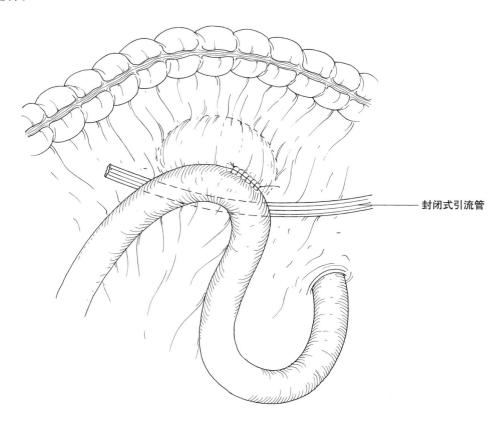

封闭式引流管

2. 腹腔镜下囊肿胃吻合术

▶ 场景 1　**开放网膜腔**

在从横结肠足侧确认囊肿比较困难的情况下，打开网膜腔，采用胃的背侧入路。首先，助手将胃上提，术者左手将胃结肠韧带向足侧牵拉，同时用超声刀切开胃结肠韧带（图 1-10-10）。

▶ 场景 2　**囊肿穿刺**

确认胃后壁与胰腺囊肿的愈合粘连情况，用超声探头对胰腺囊肿进行探查（图 1-10-11）。此时，尽量不要对愈合粘连部位进行剥离，在囊肿被膜最薄的地方用带球囊的穿刺针进行穿刺。之后，将球囊膨胀，避免囊肿内容物漏出，吸引内容物（图 1-10-12）。

图 1-10-10　开放网膜腔

助手将胃上提，术者左手将胃
结肠韧带向足侧牵拉，同时用
超声刀切开胃结肠韧带。

助手的职责
将胃向腹侧提起。

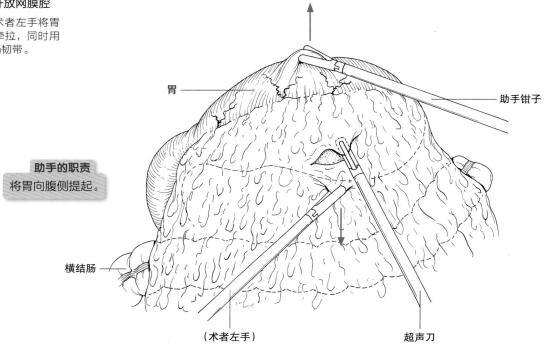

胃

助手钳子

横结肠

（术者左手）

超声刀

图 1-10-11　囊肿的探查

用超声探头对胰腺囊肿进行探
查。此时，尽量不要对愈合粘
连部位进行剥离。

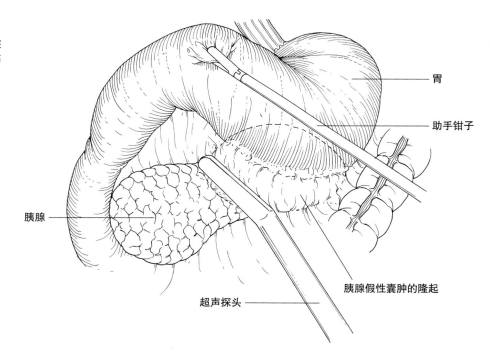

胃

助手钳子

胰腺

胰腺假性囊肿的隆起

超声探头

图 1-10-12　**囊肿穿刺**

球囊穿刺针穿刺囊肿并吸引内容物。确定穿刺位置时，要考虑到该位置会插入囊肿胃吻合用的自动缝合器。

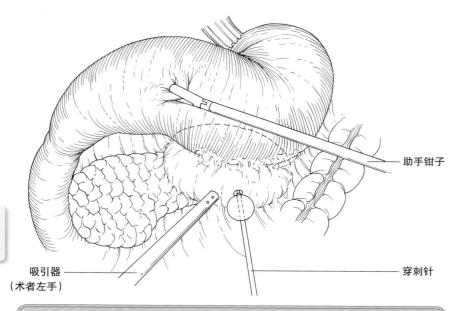

助手钳子

注意!
吸引时，注意不要让囊肿内容物漏出。

吸引器
（术者左手）

穿刺针

要点!

　　囊肿胃吻合相较于囊肿空肠吻合来说，消化道的活动度较低，因而要点是预先从考虑能够插入自动缝合器的部位，来决定穿刺位置。

▶ 场景 3　切开胃后壁

　　与囊肿空肠吻合相同，吸引囊肿内容物后，用超声刀将穿刺孔扩大。之后将与囊肿穿刺孔相邻的胃后壁用超声刀打开（图 1-10-13）。这时，因为胃壁的血运丰富，要缓慢切开，注意不要出血。

图 1-10-13　**切开胃后壁**

用超声刀切开胃后壁，其大小与囊肿切开孔一致。

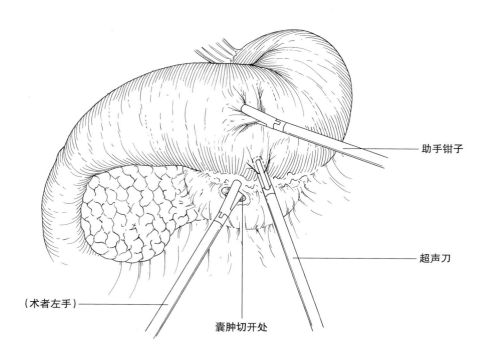

助手钳子

超声刀

（术者左手）

囊肿切开处

▶ 场景4 **囊肿胃吻合**

　　将自动缝合器插入胃和囊肿开口处并打钉，将囊肿壁和胃行侧侧吻合（图1-10-14）。由于胃壁可能会比较厚，要选择尺寸稍厚的自动缝合器，这是此处操作的重点。之后，确认钉仓线处是否出血。

图 1-10-14　囊肿胃吻合

将自动缝合器插入胃和囊肿开口处并打钉，将囊肿壁和胃行侧侧吻合。

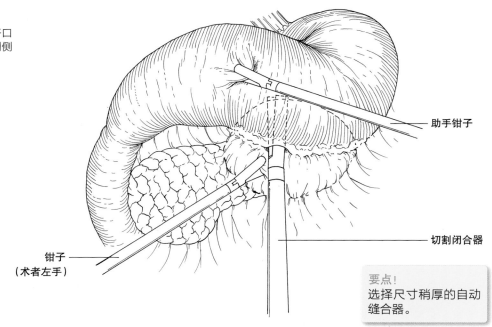

助手钳子

切割闭合器

钳子
（术者左手）

要点！
选择尺寸稍厚的自动缝合器。

▶ 场景5 **自动缝合器插入孔的闭锁**

　　与囊肿空肠吻合术相同，从插入部右侧行 1 针结节缝合。然后缝合左侧端后，向右侧端连续缝合，最后和右侧端的缝合线打结，完成连续缝合（图 1-10-15）。

图 1-10-15　插入孔的闭锁

从自动缝合插入部右侧行 1 针结节缝合。然后，从左侧端开始连续缝合，最后和右侧端的缝合线打结。

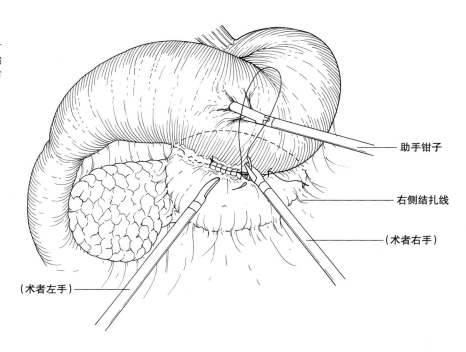

助手钳子

右侧结扎线

（术者右手）

（术者左手）

▶ 场景6　**留置引流管，关腹**

腹腔内冲洗干净后，在网膜腔吻合口周围留置封闭式引流管，术毕（图 1-10-16）。

图 1-10-16　留置引流管
在囊肿胃吻合口周围留置封闭式引流管。

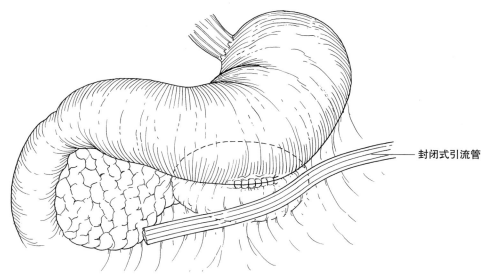

封闭式引流管

术后

◈ 术后管理

基本上继续术前对胰腺炎的相关治疗，在炎症表现消退后即可开始经口进食。另外，术后要进行引流液淀粉酶检测和引流液细菌培养，确认有无胰漏，如果没有胰漏，则可尽早拔除引流管。

◉ 参考文献

[1] Banks PA, Bollen TL, Dervenis C, et al: Classification of acute pancreatitis-2012: revision of the Atlanta classification and definitions by international consensus. Gut 2012; 62: 102-111.

[2] 急性膵炎診療ガイドライン2010改訂出版委員会編: 第Ⅶ章 急性膵炎の治療. 急性膵炎診療ガイドライン 2010 [第3版], 金原出版; 東京: 2009; 101-136.

[3] 忌部　航, 入澤篤志, 澁川悟朗ほか: 膵仮性囊胞・walled-off necrosis の病態からみたドレナージ術の適応, タイミング. 胆と膵 2013; 34: 929-933.

[4] Mori T, Abe N, Sugiyama M, et al: Laparoscopic pancreatic cystgastrostomy. J Hepatobiliary Pancreat Surg 2000; 7: 28-34.

[5] Bakker OJ, van Santvoot HC, van Brunshot S, et al: Endoscopic trangastric vs surgical necrosectomy for infected necrotizing pancreatitis: a randomised trial. JAMA 2012; 307: 1053-1061.

[6] 清水周次, 田中雅夫, 高畑俊一ほか: 急性仮性囊胞の腹腔鏡下内瘻術. 胆と膵 2006; 27: 907-910.

[7] Oida T, Mimatsu K, Kawasaki A, et al: Long-term outcome of laparoscopic cystogastrostomy performed using a posterior approach with a stapling device. Dig Surg 2009; 26: 110-114.

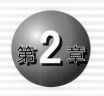

恶性疾病

Laparoscopic
Gastroenterological
Surgery
— *Standard Technique*

第 1 节　腹腔镜下胰体尾切除术
（伴脾脏切除）

太田正之，矢田一宏　大分大学医学部消化器·小儿外科　　北野正刚　大分大学

2012 年，由日本内镜外科学会进行的问卷调查显示，截至 2011 年末，在日本总计 1437 例患者已经实施了胰腺腹腔镜外科手术。其中腹腔镜下胰体尾切除术（包括保留脾脏的手术）共 977 例，占总体的 2/3 以上。另外，仅 2011 年 1 年时间，日本实施了 211 例腹腔镜下胰体尾切除术。2013 年的胰腺内镜外科研究会进行的问卷调查表明，截至 2012 年末，日本总计实施了 1111 例腹腔镜下胰体尾切除术，其中 71% 同时实施了脾切除。从以上数据中我们可以看出，伴随脾切除的腹腔镜下胰体尾切除术是目前实施度最高的胰腺腔镜外科手术。

该术式的适应证较为广泛，适用于良性病变至良恶交界性病变，甚至恶性病变。该手术具备胰腺腔镜外科手术的入门要素。另外，腹腔镜下胰体尾切除术还分为从脾动脉起始部右侧离断胰腺和从脾动脉起始部左侧离断胰腺的情况，实践中最好针对不同情况采取不同的手术步骤。

本文将胰腺癌的胰体尾切除术（Radical antegrade modular pancreatosplenectomy，RAMPS）手术作为主旨，主要对在门静脉正上方进行胰腺离断的"伴脾脏切除的腹腔镜下胰体尾切除术"的手术技巧进行说明。

⬤ 术前

◈ 手术适应证

伴随脾切除的腹腔镜下胰体尾切除术在医疗保险中的适用范围为不需要进行系统性清扫淋巴结的良性病变至良恶交界性病变。尤其是胰管内乳头状黏液瘤和胰神经内分泌肿瘤等，是较好的适应证。另外，在需要系统性清扫淋巴结的胰腺浸润癌中，原则上需要通过伦理委员会的审批，有较多医院将 T2N0 至 T3N0 分期也作为手术适应证。在日本，虽然已经有报道称实施了合并腹腔干切除的胰体尾切除术（Distal pancreatectomy with en-bloc celiac axis resection，DPCAR）这一腹腔镜下手术，但是因为有 T4 病例接受该手术后出现戳卡部位复发的报道，所以目前将 T4 以及 N1 病例放在适应证之外。

◈ 术前准备

参考术前增强 CT 检查，确认胃十二指肠动脉、肝总动脉、脾动脉、胰背动脉、胰大动脉，以及门静脉、肠系膜上静脉、脾静脉的走行，包括这些血管与胰腺的位置关系。尤其是胰腺预定离断部位在脾动脉起始部的左侧时，术前需要充分掌

名词解释

*肺炎球菌疫苗

之前已有研究表明，接受过脾切除术的患者容易受到具备荚膜的肺炎球菌的感染。在日本，自1992年开始已经承认针对脾切除术后肺炎球菌疫苗的接种作为保险适应证。

握预定离断部位的脾动脉、脾静脉与胰腺的位置关系。另外，在良性病变至良恶交界性病变的病例中，胰腺腺背侧的剥离层如图2-1-1所示，是胰腺后筋膜和肾前筋膜之间的疏松结缔组织。与之相对的，胰腺癌病例的胰腺背侧剥离层则是肾前筋膜的背侧。虽然不同的医疗机构可能会采取不同的手术策略，不过都是在如图2-1-2A所示的RAMPS前层或合并肾上腺切除的如图2-1-2B所示的RAMPS后层之间进行选择的。

手术器械主要是通常的腹腔镜下手术相关器械，并外加超声波凝固切开装置、血管闭合系统和术中超声。另外，能配合5mm、12mm戳卡的血管夹、自动缝合器、腔镜牵引器（Maxi或者Mini）、取物袋、结扎线、结扎棒、压缩用肠钳等也是需要准备的手术器械。还有，关于术前预防性地经乳头插入胰管支架管可减少胰漏的临床依据并不充分，因而不予实施。另外，术前2～3周必须进行肺炎球菌疫苗

图 2-1-1 良性病变至良恶交界性病变的胰背侧剥离层

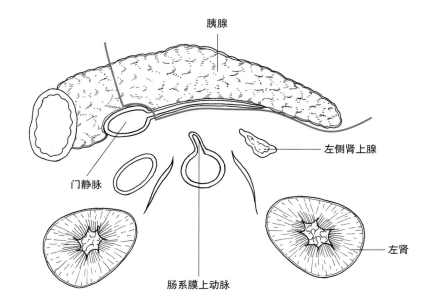

图 2-1-2 胰腺癌病例的胰背侧剥离层

A：RAMPS前层。
B：PAMPS后层。

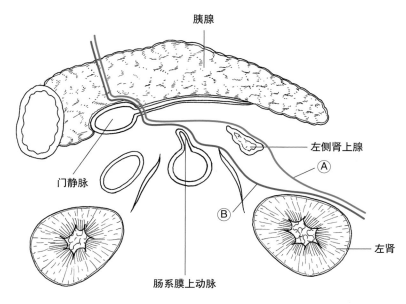

接种。在脾切除后凶险感染（Overwhelming postsplenectomy infection，OPSI）中，肺炎球菌占整个致病菌的 50% ~ 90%，因此对于准备切除脾脏的患者，做到充分知情同意（Informed consent）的同时，必须对患者实施肺炎球菌疫苗的接种。

手术室的配置

在胰体部离断胰腺时，关于体位与手术团队、手术器械的配置如图 2-1-3 所示，采取仰卧分腿位，术者站在患者两腿之间，原则上需要 3 名医生完成手术。戳卡的配置如图 2-1-4 所示，设置 5 个戳卡孔。左肋缘下的 2 个戳卡是助手使用，脐部戳卡用于放置镜头。与之相对的，实施胰尾部离断胰腺时，则采取如图 2-1-5 所示的右半侧卧位，术者立于患者右侧进行手术。戳卡的布局如图 2-1-6 所示，设置 4 个戳卡孔。

图 2-1-3　胰体部离断胰腺时，手术室的配置

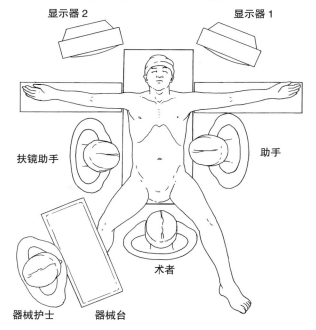

图 2-1-4　胰体部离断胰腺时，戳卡孔的位置

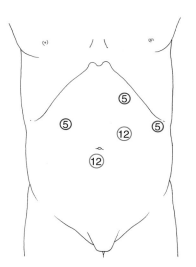

图 2-1-5 胰尾部离断胰腺时，体位与手术团队、手术器械的配置

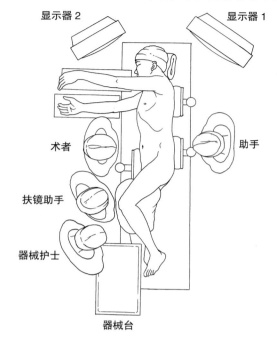

显示器 2　　　　　显示器 1

术者　　　　　　　　　　助手

扶镜助手

器械护士

器械台

图 2-1-6 胰尾部离断胰腺时，戳卡孔的位置

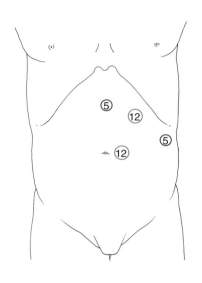

● 手术操作流程

　　针对良性病变至良恶交界性病变，在门静脉正上方离断胰腺的伴脾切除的腹腔镜下胰体尾切除术操作流程如下所示（图 2-1-7）：

1 开放网膜腔。 ▶场景 **1**

2 剥离十二指肠背面和胰腺上缘。 ▶场景 **2**

3 胰腺下缘至胰腺后方的剥离。 ▶场景 **3**

图 2-1-7 伴脾切除的腹腔
镜下胰体尾切除
术的操作流程

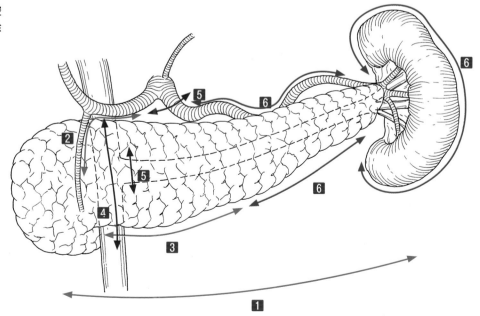

4 打通门静脉前方的隧道，离断胰腺。　▶场景4

5 剥离肝总动脉至脾动静脉。　▶场景5

6 胰腺后方的继续剥离和脾脏周围的剥离。　▶场景6

7 胰腺癌病例的淋巴结清除。　▶场景7

8 胰腺癌病例的胰腺后方剥离。　▶场景8

● 每个场景的手术操作及构成

▶场景1　开放网膜腔

从胃结肠韧带脾脏侧的可透光部位开始，使用超声凝固切开装置和血管闭合系统开始切离（图2-1-8）。术者把持胃，助手把持大网膜，保持适度的张力，依次离断胃结肠韧带、脾胃韧带、胃网膜左动静脉、胃短动静脉，开放网膜腔。尤其需要注意不要损伤横结肠。另外，胃和脾的距离非常短时，需要慎重操作，避免损伤脾脏的被膜。

图2-1-8　胃结肠韧带的切离

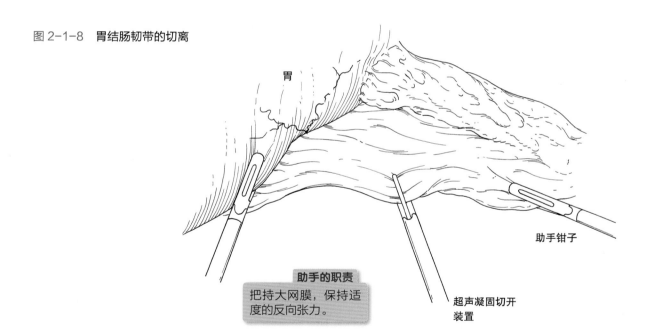

胃

助手钳子

助手的职责
把持大网膜，保持适度的反向张力。

超声凝固切开装置

▶场景2　剥离十二指肠背面和胰腺上缘

助手把持胃并向上抬起，剥离胃背侧的愈合粘连。接着，切离大网膜，注意不要损伤胃网膜右动静脉，继续推进十二指肠背侧的剥离，在十二指肠背侧确认胃十二指肠动脉（图2-1-9）。向胃十二指肠动脉的头侧剥离，剥离确认肝总动脉。剥离肝总动脉和胰腺上缘之间，在其正下方剥离确认门静脉（图2-1-10）。此处操作在开腹手术时非常困难，但在腹腔镜下手术中则相对容易。

图 2-1-9　十二指肠背侧的胃十二指肠
　　　　　动脉的剥离

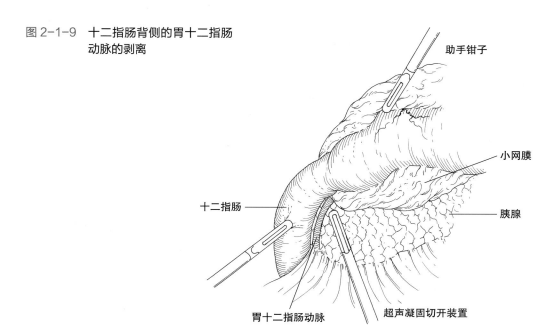

助手钳子

小网膜

胰腺

十二指肠

胃十二指肠动脉

超声凝固切开装置

图 2-1-10　胰腺上缘的门静脉的剥离

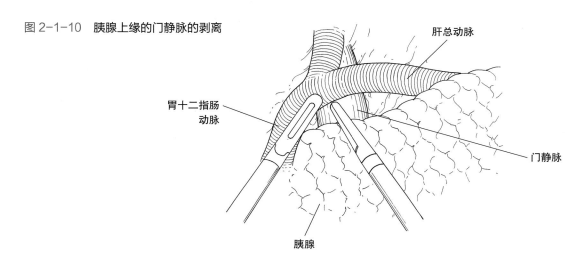

肝总动脉

胃十二指肠
动脉

门静脉

胰腺

▶ 场景 3　胰腺下缘至胰腺后方的剥离

　　助手把持胰体部的胰周脂肪组织并向腹侧抬起，注意不要损伤胰腺被膜，广泛切开胰体部的胰腺下缘，在胰腺后方大范围剥离胰后筋膜与肾前筋膜之间的疏松结缔组织。胰腺后方剥离至一定程度后，助手压排胰腺后面将其抬起，展开视野（图 2-1-11）。由于胰腺癌的胰背侧剥离层不同，所以将剥离范围控制在最低程度。从胰腺下缘寻找肠系膜上静脉，剥离肠系膜上静脉、门静脉的前方。剥离确认脾静脉（图 2-1-12）。通常，肠系膜下静脉汇入脾静脉的合流部附近在必要时可以离断。

图 2-1-11 胰腺下缘至胰腺后方的剥离　　　　　　图 2-1-12 门静脉前方的剥离

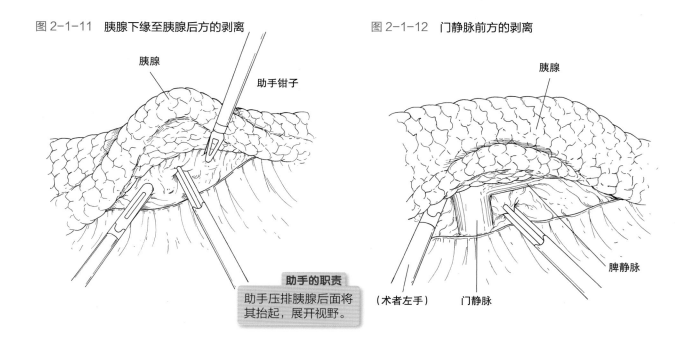

助手的职责

助手压排胰腺后面将其抬起，展开视野。

▶场景4　打通门静脉前方的隧道，离断胰腺

从胰腺下缘开始将胰腺后方与门静脉前方充分剥离后，助手再次把持胃将其抬起，展开胰腺上缘的视野。使用钳子或金手指，从胰腺后方朝着胰腺上缘建立门静脉前方隧道（图 2-1-13）。隧道建成后，悬吊胰腺实质，助手负责牵引，进一步充分游离胰腺后方和胰腺上缘（图 2-1-14）。剥离胰腺上缘时如果钳子角度不合适，可用左手剥离或者在右肋缘下追加戳卡，术者最好移动至患者右侧，进行剥离。

充分剥离以后，将腹腔镜转移至术者右手的 12mm 戳卡，从脐部的戳卡插入压缩用的肠钳或者自动缝合器。注意不要将肝总动脉卷入肠钳或自动缝合器中。我们效仿 Nakamura 等的报道，用肠钳压缩 5min 后，再用自动缝合器压缩 3min，接着

图 2-1-13 门静脉前方的隧道

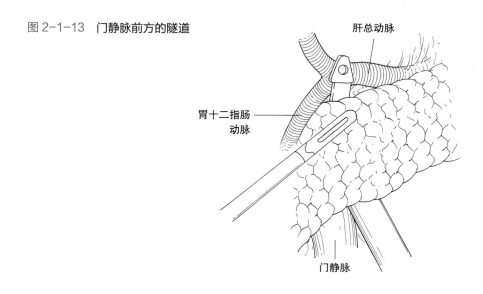

用 3min 左右的时间进行切离，切离后维持 2min，开放并拔去自动缝合器。通过将自动缝合器插入脐部的插入点，可以实现在门静脉正上方实施直线式的切除（图 2-1-15）。另外，虽然以前使用过，但是因为缺乏有力的临床证据，所以现在已经不再使用钉仓线（Staple line）的加强辅助材料。

图 2-1-14　胰腺悬吊后胰腺上缘的追加剥离　　　　　图 2-1-15　用自动缝合器离断胰腺

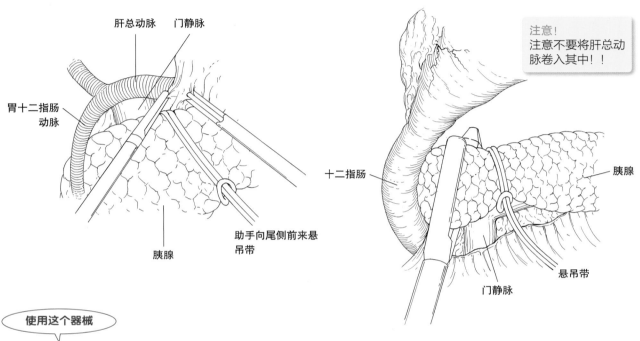

使用这个器械

用钳子剥离困难时，可以使用 Endo miniretract™

▶ 场景5　**剥离肝总动脉至脾动静脉**

将腹腔镜移回到脐部戳卡，助手牵引离断后的尾侧胰腺，剥离肝总动脉至脾动脉，剥离确认脾动脉根部。如果用钳子剥离困难，可以使用内镜手术用组织拉钩（Endo miniretract™）。脾动脉结扎离断后，结扎切断脾静脉（图 2-1-16）。在良性病变至良恶交界性病变的病例中，虽然是将剥离层从胰后筋膜的腹部回到背面，但是对于胰腺后方已经广泛剥离的话，这个操作是比较容易的。

▶ 场景6　**胰腺后方的继续剥离和脾脏周围的剥离**

助手向尾部牵拉胰腺，向胰尾方向继续切开胰腺上缘，与胰后筋膜背侧的剥离层相连续（图 2-1-17）。胰后筋膜背侧的疏松结构组织的剥离应延续至胰尾部。然后，切断脾结肠韧带，游离脾下极（图 2-1-18）。这个部位有胃网膜左动静脉、脾动静脉的下极支和进入结肠的血管走行，特别在内脏脂肪较多的病例，是容易出血的部位。使用血管闭合系统进行离断以及游离时，需要格外慎重。从脾下极开始与胰后筋膜背侧、脾脏背侧的层次相连续，连同脾脏一起切除胰体尾部。

图 2-1-16　脾动脉的结扎、离断

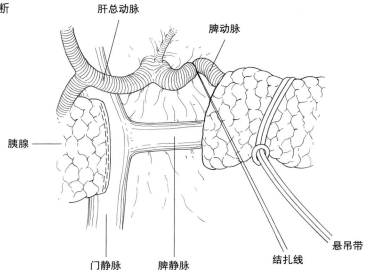

肝总动脉

脾动脉

胰腺

悬吊带

门静脉　　脾静脉　　结扎线

图 2-1-17　胰腺上缘的切开

脾动脉

助手的
牵引带

胰腺背面

血管闭合系统

脾静脉

图 2-1-18　脾下极的剥离

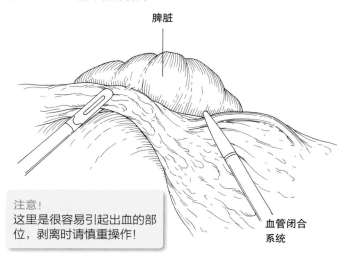

脾脏

注意！
这里是很容易引起出血的部位，剥离时请慎重操作！

血管闭合系统

▶场景 7　胰腺癌病例的淋巴结清除

在胰腺癌病例中，离断脾动静脉后，助手将胃抬起，悬吊肝总动脉后，清扫 No.8 淋巴结（图 2-1-19）。另外，助手将胃部向胃左动脉的方向抬起，离断胃左静脉，并清除 No.7 和 No.9 淋巴结。

▶场景 8　胰腺癌病例的胰腺后方剥离

在胰腺癌病例中要考虑行 RAMPS 手术，剥离腹腔动脉起始部至肠系膜上动脉之间神经丛（图 2-1-20）。对于侵犯神经丛的 T4 病例，其在该术式的适应证之外，因此不进行肠系膜上动脉的完全显露。在 RAMPS 前层的层次，继续剥离确认左肾静脉、左肾上腺静脉、左侧肾上腺，切除左肾脂肪囊，连同脾脏一起切除胰体尾部。有些病例中确认肠系膜上动脉至左肾静脉的剥离层并不容易，腹腔镜下的

RAMPS 操作比较困难。有报道称，遇到这种情况时可以切开 Treitz 韧带背侧，然后向头侧剥离，提前从背侧剥离下腔静脉、左肾静脉、肠系膜上动脉，有利于手术的进行（图 2-1-21）。

　　将切除标本收纳入取物袋中，稍稍扩大脐部的戳卡切口，将脾脏在取物袋内用手指或胎盘剥离钳粉碎，取出至体外。再度气腹后，对胰腺断端等处进行充分的止血和洗净，将封闭式引流管放置在胰腺断端和左侧膈下，结束手术。胰腺断端的引流管从戳卡孔以外的部位插入。另外，胰腺断面涂抹纤维蛋白胶，在防止胰漏方面没有效果，所以不必使用。

图 2-1-19　No.8 淋巴结的清扫

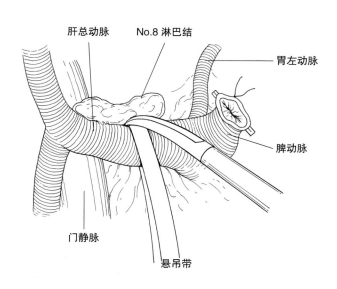

图 2-1-20　腹腔动脉起始神经丛的剥离

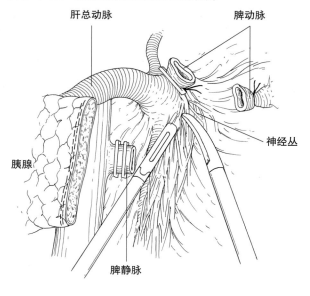

图 2-1-21　Treitz 韧带切开后，下腔静脉、左肾静脉、肠系膜上动脉的剥离

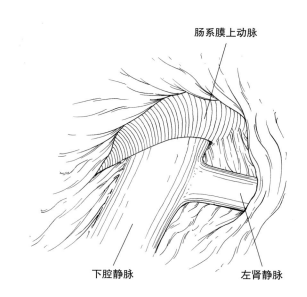

● 术后管理

术后第 1 天开始补充水分，术后第 3 天开始进食。另外，分别在术后第 1 天、第 3 天和第 4 天测定引流液淀粉酶，如果 < 2000IU/L，术后第 4 天拔除引流管。根据随机对照试验的结果，建议尽早拔除引流管。尽量在术后的第 4 ~ 5 天拔除引流管。另外，生长抑素或生长抑素前体的预防性给药，对防止术后胰漏的效果不明确，因此未进行预防性给药。

今后的展望

2012 年，日本腹腔镜下胰体尾肿瘤切除术从尖端医疗收费项目变为保险医疗收费项目，虽然对医疗机构设定了标准，但在 2014 年，保险的点数提高，并将自动缝合器的使用也加入核算中。今后，日本的腹腔镜下胰体尾切除术将会得到进一步的普及。另外，最近的 Meta 分析表明，腹腔镜下胰体尾切除术的短期效果比开腹手术更好。但是，针对胰腺癌的腹腔镜下胰体尾切除术，目前报道仍然很少，对恶性肿瘤的根治性将是今后一段时间我们需要面对的课题。

◉ 参考文献

[1] 日本内視鏡外科学会学術委員会: 内視鏡外科手術に関するアンケート調査—第11回集計結果報告. 日鏡外会誌 2012; 17(5): 572-694.

[2] 中村慶春, 松本智司, 松下 晃ほか: 腹腔鏡下尾側膵切除術(脾摘を伴う). 消化器外科 2013; 36(5): 824-833.

[3] Strasberg SM, Drebin JA, Linehan D: Radical antegrade modular pancreatosplenectomy. Surgery 2003; 133(5): 521-527.

[4] Cho A, Yamamoto H, Kainuma O, et al: Pure laparoscopic distal pancreatectomy with en bloc celiac axis resection. J Laparoscendosc Adv Surg Tech A 2011; 21(10): 957-959.

[5] 古賀睦人, 種村匡弘, 和田浩志ほか: 腹腔鏡下膵体尾部切除術後ポート部に腹膜再発を来した膵癌の1例. 癌と化学療法 2011; 38(12): 2454-2456.

[6] Kang CM, Lee SH, Lee WJ: Minimally invasive radical pancreatectomy for left-sided pancreatic cancer: current status and future perspective. World J Gastroenterol 2014; 20(9): 2343-2351.

[7] Frozanpor F, Lundell L, Segersvärd R, et al: The effect of prophylactic transpapillary pancreatic stent insertion on clinically significant leak rate following distal pancreatectomy: results of a prospective controlled clinical trial. Ann Surg 2012; 255(6): 1032-1036.

[8] Orci LA, Oldani G, Berney T, et al: Systematic review and meta-analysis of fibrin sealants for patients undergoing pancreatic resection. HPB(Oxford) 2014; 16(1): 3-11.

[9] Nakamura M, Ueda J, Kohno H, et al: Prolonged peri-firing compression with a linear stapler prevents pancreatic fistula in laparoscopic distal pancreatectomy. Surg Endosc 2011; 25(3): 867-871.

[10] Jensen EH, Portschy PR, Chowaniec J, et al: Meta-analysis of bioabsorbable staple line reinforcement and risk of fistula following pancreatic resection. J Gastrointest Surg 2013; 17(2): 267-272.

[11] Sunagawa H, Harumatsu T, Kinjo S, et al: Ligament of Treitz approach in laparoscopic modified radical antegrade modular pancreatosplenectomy: Report of three cases. Asian J Endosc Surg 2014; 7(2): 172-174.

[12] Bassi C, Molinari E, Malleo G, et al: Early versus late drain removal after standard pancreatic resections: results of a prospective randomized trial. Ann Surg 2010; 252(2): 207-214.

[13] Koti RS, Gurusamy KS, Fusai G, et al: Meta-analysis of randomized controlled trials on the effectiveness of somatostatin analogues for pancreatic surgery: a Cochrane review. HPB(Oxford) 2010; 12(3): 155-165.

[14] Nakamura M, Nakashima H: Laparoscopic distal pancreatectomy and pancreatoduodenectomy: is it worthwhile? A meta-analysis of laparoscopic pancreatectomy. J Hepatobiliary Pancreat Sci 2013; 20(4): 421-428.

第2节 腹腔镜下胰十二指肠切除术

中村慶春，松下　晃，内田英二 日本医科大学消化器外科

● 前言

腹腔镜手术增强了外科医生的视觉能力，并为参与手术的全体成员提供了相同的视野。这对于切除位于后腹膜的胰腺有很大益处，而在开腹手术中的视觉认知相对困难。另外，全体手术人员都有相同的视野，每一个手术操作都能实时地提供反馈，因此进一步提高了胰腺切除手术的安全性。

但是，施行腹腔镜下胰十二指肠切除术（Pancreaticoduodenectomy，PD），需要同时切除包括胰腺、胃（十二指肠）、胆管、神经丛、淋巴结在内的多个脏器、组织，且在完成切除后至少要对3个部位进行重建手术，所以这是一种非常复杂的手术。为了能在不降低手术质量的前提下，实施腹腔镜下PD手术，有必要构筑起Feasible手术技巧，目的是不损失腹腔镜下胰十二指肠切除术（Lap-PD）具备的微创（低侵袭性）的优点。

在海外，有来自各类的医疗机构的相当数量的论文称Lap-PD具有有用性。在本文中，笔者将加入理论背景，围绕笔者等实施的Lap-PD的手术技巧进行解说。

● 术前

◆ 手术适应证

目前该手术的适应证是：从胰头部的良性到轻度恶性的肿瘤，术前诊断的TNM临床分期为T2以下的十二指肠乳头癌、远端胆管癌。关于浸润性胰腺癌，局限于胰腺内，且伴随性胰腺炎导致的组织变化较少的T2以下的病例，今后也被认为是较好的适应证。

即便是按照上述的适应证进行手术，如果是胰腺炎较重，胰腺和周围组织的境界难以区分时，腹腔镜手术无法充分发挥其优势，即便是良性疾病，也无须犹豫，直接选择开腹手术。

◆ 手术操作的要点

腹腔镜手术可以大幅度增强人的五感中的视觉，但是由于无法用手直接触摸组织，所以触觉被显著地弱化。所以，要通过视觉弥补这一劣势，需要比开腹手术

更加充分地展开术野。因此术者和助手之间的协同操作就显得尤为重要了。

在建立胰后隧道时，不是从单一方向进行，而是要从胰腺上、下缘同时进行剥离，充分将胰颈部和胰体部右侧与周围组织游离开来，并将走行在附近的脉管一个一个地显露分离出来（图 2-2-1）。

在胰十二指肠下动脉（IPDA）的预先处理和胰头丛神经丛 Ⅱ 部的切离和清扫中，开腹手术是将胰头部用适当的力量向右侧牵引，然而这在 Lap-PD 中很难做到，所以在空肠向右侧抽出之前，从肠系膜上动脉（SMA）的左侧入路就很重要了（图 2-2-2）。切开 Treitz 韧带，看到被神经丛覆盖的 SMA，并在其正上方切开横结肠系膜。切开后即可将空肠向头侧提起，在开阔的视野下通常可以观察空肠和胰腺的位置关系，在 SMA 的左侧切断第一空肠动脉（JA1）、IPDA，并能继续处理空肠、十二指肠系膜，以及切除神经丛。

图 2-2-1　建立隧道

将胰腺下缘的浆膜充分切开至整胰体部。把持附着于胰腺上的浆膜，向前方抬起的同时剥离胰颈部与肠系膜上静脉、门静脉之间。考虑到胰肠吻合时需要有一定的空间，所以将胰体部的右侧与脾静脉充分游离。由于之前在胰腺上缘完成的肝总动脉悬吊，以及门静脉显露，已经完全露出门静脉，所以能够靠着感觉向深部前进，安全地建立隧道。

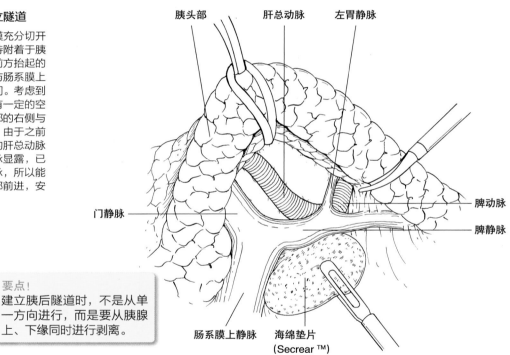

胰头部　　肝总动脉　　左胃静脉

脾动脉

脾静脉

门静脉

肠系膜上静脉　　海绵垫片 (Secrear™)

> 要点！
> 建立胰后隧道时，不是从单一方向进行，而是要从胰腺上、下缘同时进行剥离。

要点！

由于腹腔镜手术是二维的，所以会存在深部立体空间把握困难的情况。不要仅从 Treitz 韧带的一个方向上入路，将 SMA 前方的结肠系膜打开，还可以在视觉认知周围脏器的同时，进行此处的处理，可以有效预防该部位复杂解剖造成的误操作。

如果是胰腺癌或胰管内乳头状黏液瘤（Intraductal papillary mucinous neoplasm, IPMN）等影响胰管内的肿瘤，因为离断胰腺后，胰管内的胰液会漏至腹腔内，则

图 2-2-2 腹腔镜左侧肠系膜扩展入路(Laparoscopic left mesentery spreading approach)

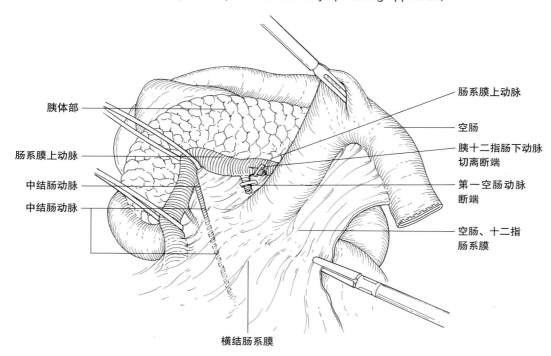

胰体部

肠系膜上动脉

中结肠动脉

中结肠动脉

肠系膜上动脉

空肠

胰十二指肠下动脉
切离断端

第一空肠动脉
断端

空肠、十二指
肠系膜

横结肠系膜

切开 Treitz 韧带腹侧，以及前方的横结肠系膜，在肠系膜上动脉（SMA）的左侧将空肠从结肠系膜的头侧提起。从 SMA 后方切离进入左侧的胰头神经丛，显露结肠中动脉、第一空肠动脉、胰十二指肠下动脉，并将后两者离断。离断空肠后，将空肠、十二指肠系膜呈扇形向左侧展开，在其与横结肠系膜的融合部界线上，将空肠、十二指肠系膜朝向中结肠动脉的起始部方向，利用 Vessel sealing system 或者 Tissue sealing device 进行切离。

有导致肿瘤细胞播散至腹腔的危险。目前来看，Lap-PD 的时间比开腹 PD 所需时间更长，同时考虑到气腹可能带来的影响，为了尽量防止离断胰腺后的胰液扩散，使用自动缝合器（Endoscopic linear stapler，ELS）离断胰腺，将断端闭锁。另外，使用 ELS 离断还可以减少断端的出血。在实施 PD 时，尽可能减少 PD 手术过程中胰液和胆汁的扩散。因此，胰腺和胆管的离断操作应尽可能地安排在手术后半程或者最终阶段。

一般来说，胰腺的离断部位是在胰颈部和胰体部，此处骑跨在脊柱上，虽是后腹膜脏器却又向前有较大的移位。因此，实际上与腹壁的距离非常近。即使从小切口进入也可以比较容易地接近胰腺。笔者们利用这一特点，将切除标本取出体外的小切口（4~7cm）选择在胰腺离断部正上方（图 2-2-3），经过同一个切口，直视下施行与开腹手术相同的胰肠吻合方法。由于是直视下操作，所以在进行胰管支撑管的插入，包括胰管对黏膜吻合在内的胰腺空肠吻合的运针和结扎操作时，能够保持与开腹手术相同的稳定心态（图 2-2-4A、B）。胃空肠吻合和 Braun 吻合也可以在同一个切口下直视操作。但是，因为肝管空肠的吻合部与切口距离较大，从小切口很难获得直视下的手术视野，所以采用腹腔镜下完成手术。

图 2-2-3 切口部位的展示

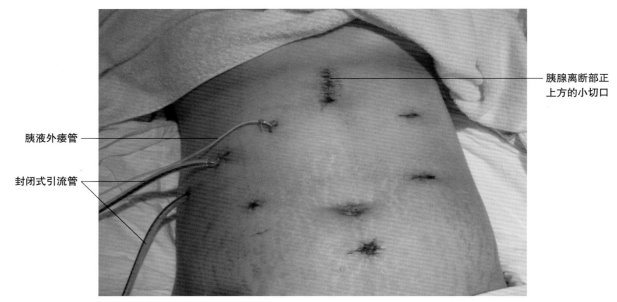

胰液外瘘管

封闭式引流管

胰腺离断部正
上方的小切口

（引用自：中村慶春, 田尻 孝, 内田英二：腹腔鏡下膵頭十二指腸切除術. 膵臓の内視鏡外科手術. メジカルビュー社; 東京: 2010; 126-139.）

图 2-2-4 胰腺空肠吻合

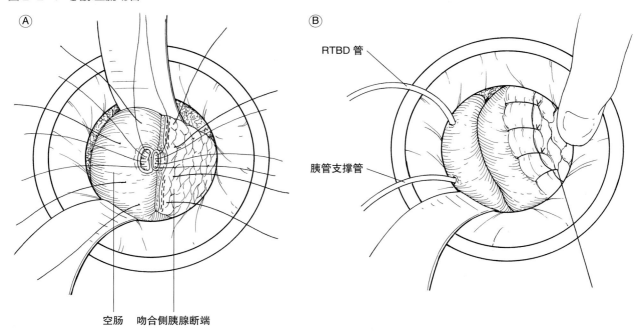

RTBD 管

胰管支撑管

空肠 吻合侧胰腺断端

胰腺空肠吻合和胃空肠吻合：术者立于患者右侧，利用取出切除标本的小切口进行。
胰腺空肠吻合采用柿田改良法，胰腺实质和空肠壁的运针使用 3-0 polygalactin 弯针，通过结节缝合进行端侧吻合（End to side）。
胰管空肠黏膜的吻合使用 5-0 PDS 线（A）。缝合线的结扎是直视下充分利用手指触觉进行的，能够确切实施（B）。

> **要点!**
>
> 　　因为胰腺是固定在后腹膜上的脏器，运针时很难找到合适的角度。胰腺消化道吻合是与术后胰漏直接相关的重要技巧，所以需要使用和开腹手术同样的手术技巧，高质量地完成吻合操作。

腹腔内操作前的准备

◈ 体位和手术团队、手术器械的配置

　　体位采用仰卧分腿位，并固定。根据之后的具体情况，移动手术台的同时调整患者的角度。

图 2-2-5　腹腔镜下胰十二指肠切除术中的手术室配置

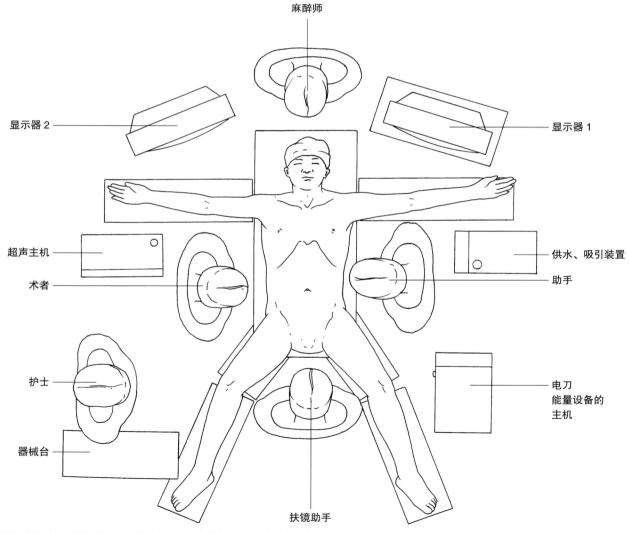

患者体位固定在仰卧分腿位。根据之后的具体情况，移动手术台调整患者的角度。
扶镜助手的位置在患者两腿之间，术者多数从患者右侧开始进行手术操作。

扶镜助手的位置是在患者两腿之间，术者多数从患者右侧开始进行手术操作。器械护士站立在术者的右后方，便于顺利地传递器械（图 2-2-5）。

◈ **戳卡插入位置**

图 2-2-6 中展示了戳卡的留置位置和小切口的位置。腹腔镜采用软性灵活镜头，气腹压设定在 7 ~ 10mmHg。在胰腺离断部的正上方选取小切口（4 ~ 7cm）。胰颈部离断对应的切口通常会在上腹部正中线上。在进行胰体部离断时，要结合胰腺断端的位置，将切口位置向左侧移位。

图 2-2-6　腹腔镜下胰十二指肠切除
　　　　　术的戳卡位置

开腹法在脐至脐下部附近插入腹腔镜用的 12mm 戳卡①。接着在右侧锁骨中线至右侧腋前线之间，右侧肋缘下留置 5mm 戳卡②，平脐高度留置 12mm 戳卡③。在左侧锁骨中线上，左肋缘下留置 12mm 戳卡④，平脐高度留置 5mm 戳卡。在胰腺离断部的正上方取小切口（4 ~ 7cm）将切除脏器取出，并利用此切口完成胰腺、胃、小肠的吻合。重点在于要在胰腺离断部的正上方选取切口位置。肝管空肠吻合在腹腔镜下进行。

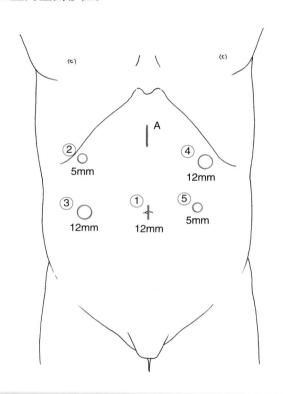

● 手术操作流程

1 腹腔镜探查→离断胃，胰头部、十二指肠的游离。 ▶场景1

2 建立隧道。 ▶场景2

3 在肠系膜上动脉左侧处理胰头神经丛Ⅱ部和十二指肠、空肠系膜（Laparoscopic left mesentery spreading approach）。 ▶场景3

4 离断胰腺和腹部小切口的制作。 ▶场景4

5 切离、清扫剩余的胰头神经丛Ⅱ部和Ⅰ部。 ▶场景5

6 肝十二指肠韧带内的剥离（Skeletonizing）和胆囊的游离、胆管的切离。 ▶场景6

7 重建手术。 ▶场景7

8 冲洗腹腔和留置引流管。 ▶场景8

9 关腹。 ▶场景9

每个场景的手术操作及构成

▶ 场景 1 **腹腔镜探查→离断胃，胰头部、十二指肠的游离**

探查腹腔，观察有无腹膜转移和肝脏转移。采集生理盐水冲洗腹腔的清洗液进行检查。笔者所在科室以亚全胃保留的胰头十二指肠切除术为标准术式，故在开放网膜腔后，用 ELS 在幽门轮的口侧离断胃。

切开胰颈部下缘的浆膜，显露肠系膜上静脉（SMV），在足侧从周围组织开始剥离。从 SMV 前方向右侧显露、分离胃结肠静脉主干，用血管夹夹闭后切断。接着，切断副右结肠静脉，将生理愈合的横结肠系膜从胰头前方和十二指肠上剥离开（图 2-2-7）。此时，可以将结肠肝曲部游离开，以便之后的操作更容易。这些操作都是在患者左侧完成的。

接着，通过 Kocher 法将十二指肠和胰头部后方游离起来，至显露出左肾静脉为止。在浸润性胰腺癌中，需要在显露下腔静脉外膜的层（肾前筋膜附着在胰头后方的层次）进行剥离，提前确保胰头后方剥离的切缘。该操作完成以后，在之后切开 Treitz 韧带、游离十二指肠空肠曲时，两侧手术入路的层次能够完全对应（图 2-2-8）。

图 2-2-7　胃结肠静脉主干的切离

提前完成胃结肠静脉干和副右结肠静脉的离断，这样在剥离横结肠系膜与胰头前方和十二指肠生理愈合部时，避免出血。术者站在患者左侧，从图 2-2-6 ④ 的戳卡进入，钳子或能量设备相对该静脉（干）的插入角度比较好。

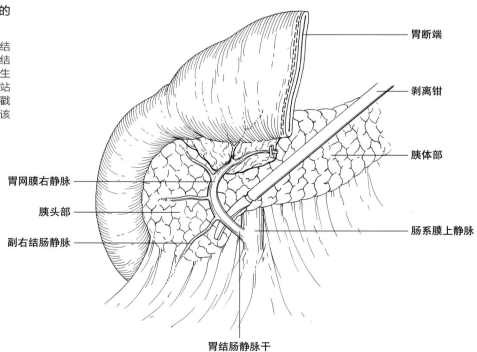

胃断端

剥离钳

胰体部

胃网膜右静脉

胰头部

副右结肠静脉

肠系膜上静脉

胃结肠静脉干

图 2-2-8 Kocher 游离

通过 Kocher 法将十二指肠和胰头后方游离起来，至显露左肾静脉为止。在浸润性胰腺癌中，需要在显露下腔静脉外膜的层次（肾前筋膜附着在胰头后方的层次）进行剥离，提前确保胰头后方剥离面的切缘。该操作完成以后，在之后切开 Treitz 韧带、游离十二指肠空肠曲时，两侧手术入路的层次能够完全对应。

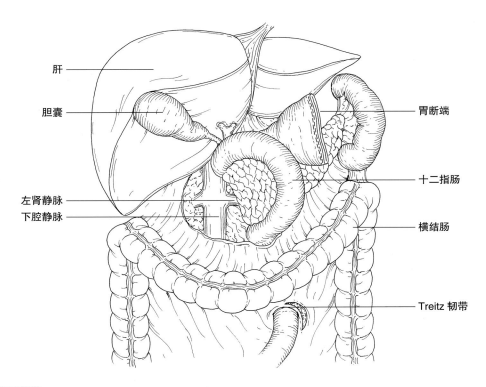

肝

胆囊

左肾静脉

下腔静脉

胃断端

十二指肠

横结肠

Treitz 韧带

▶ **场景 2　建立隧道**

　　站在患者右侧，剥离位于胰颈和胰体部右侧上缘的淋巴结及周围结缔组织，紧贴胰腺实质向背侧剥离，肝总动脉（CHA）就会自然而然地与胰腺游离开，显露胃十二指肠动脉（GDA）的起始部。将二者都进行悬吊，清扫周围淋巴结。完成肝固有动脉悬吊后，离断 GDA，向足侧压排胰腺，背侧就会显露出门静脉（PV），有时脾静脉也会显露出来（图 2-2-9）。此处的操作，需要助手将胰腺向足侧压排。

图 2-2-9 胰腺上缘的剥离操作

助手将胰腺向足侧方向压排，紧贴胰腺向背侧剥离胰腺上缘的淋巴结及周围结缔组织，肝总动脉（CHA）自然与胰腺游离开，显露出胃十二指肠动脉（GDA）的起始部。确认肝固有动脉后，离断 GDA，在背侧能够显露出门静脉。

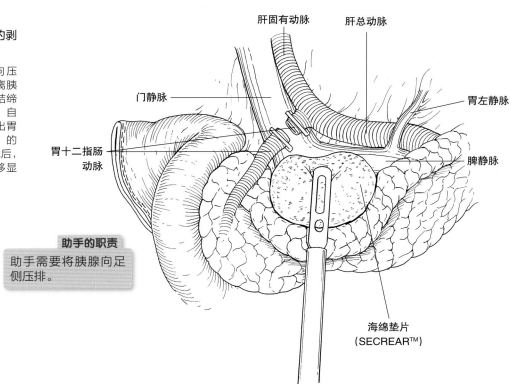

肝固有动脉

肝总动脉

门静脉

胃左静脉

胃十二指肠动脉

脾静脉

助手的职责
助手需要将胰腺向足侧压排。

海绵垫片
（SECREAR™）

接下来，切开胰腺下缘的浆膜至胰体部附近，把持附着在胰腺上的浆膜，向上方抬起的同时将胰颈部从 SMV、PV 上剥离开。考虑到胰体部右侧需要留出胰肠吻合所必需的足够距离，要沿着 SV 充分游离。从胰腺汇入的小静脉不要用血管夹处理，使用 LCS（Laparoscopic coagulating share）离断。

> **要点！**
>
> 之前已经在胰腺上缘将 CHA 从胰腺上游离，由于提前将 GDA 离断并显露了 PV 前方，所以可以靠感觉向深部前进，能够完成幅度较宽的隧道建立（图 2-2-1）。

▶场景 3　在肠系膜上动脉左侧处理胰头神经丛 Ⅱ 部和十二指肠、空肠系膜（Laparoscopic left mesentery spreading approach）

术者站在患者右侧，切开 Treitz 韧带后游离十二指肠空肠曲。从该切开部开始，紧贴下腔静脉前方完全游离胰头后方及肝十二指肠韧带后方，并和之前的 Kocher 游离层面汇合（图 2-2-8）。从 Treitz 韧带切开部能够通过视觉确认神经丛覆盖的 SMA，切开其前方的横结肠系膜，并将空肠向结肠系膜的头侧牵拉。

原则上不做肠系膜上动脉神经丛（PLsma）的切除清扫，而是切除到 No.14 淋巴结和胰头神经丛为止。将由 SMA 左侧进入后方的胰头神经丛 Ⅱ 部和一部分 PLsma 切离，显露结肠中动脉、JA1、IPDA 的起始部，并离断 JA1、IPDA。切断空肠后，术者位置变换至患者左侧，将空肠、十二指肠系膜呈扇形向左侧展开，在其与横结肠系膜的融合部界线上，将空肠、十二指肠系膜朝向中结肠动脉的起始部方向，利用 VSS（Vessel sealing system）或者 TSD（Tissue sealing device）进行切离（图 2-2-2）。通常不切断结肠中动脉。

> **要点！**
>
> 正如手术操作的要点中所述，切开 SMA 前方的横结肠系膜，并在该部位将空肠向头侧牵拉，在较好的视野下，一边通过屏幕时刻捕捉空肠与胰腺的位置关系，一边将操作向前推进，可以有效防止解剖误认。

如果肠系膜下静脉汇入 SMV，妨碍此处的操作时，可以将其切断。

IPDA 与 JA1 没有形成共干，而是直接从 SMA 上发出时，如果无法在 SMA 的左侧显露、分离的话，可以将 SMV 向右侧牵引，将 SMA 向左侧牵引，在 SMA 的右后方，显露、分离 IPDA 起始部，提前将其切断（图 2-2-10）。

接下来，通过肠系膜上动静脉的背侧将口侧的空肠断端提拉至右侧的横结肠头侧。

图 2-2-10　胰十二指肠下动脉
　　　　　　的提前处理（从肠
　　　　　　系膜上动脉直接分
　　　　　　出的情况）

胰十二指肠下动脉（IPDA）与第一
空肠动脉没有形成共干，直接从肠
系膜上动脉（SMA）发出的时候，
牵拉肠系膜上静脉和 SMA 的悬吊
带，在 SMA 的右后方，显露、分
离 IPDA 起始部，提前将其切断。

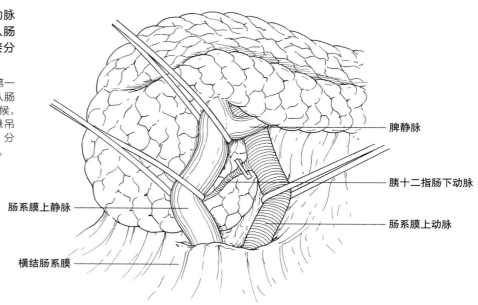

脾静脉

胰十二指肠下动脉

肠系膜上动脉

肠系膜上静脉

横结肠系膜

▶ 场景 4　**离断胰腺和腹部小切口的制作**

　　如前文所述，为了防止胰液流入腹腔，以及防止胰腺断端出血，使用 ELS（绿色钉仓）切离胰腺并将胰腺断端闭锁（图 2-2-11）。停止气腹，在胰腺离断部正上方的腹壁切开 4～7cm 的切口，放置切口保护器（Wound protector）。在胰腺断端的两侧各缝一针支持线，用蚊式钳除去主胰管上的闭合钉。插入胰管支撑管，外引流时使用（图 2-2-12）。闭合钉除去困难且很难寻找主胰管时，可以用剪刀将胰腺吻合侧断端的闭合线全部剪掉。因为断端已经缩窄，所以即使经由小切口也可以很容易地切除钉仓的闭合线。

图 2-2-11　使用自动缝合器
　　　　　　离断胰腺

为了尽量防止胰腺流入腹腔引起
腹腔种植，使用自动缝合器离断
胰腺并将胰腺断端闭锁。还能够
减少胰腺断端的出血。

> 要点！
> 为了防止胰液流入腹腔以
> 及胰腺断端出血，通过
> ELS（绿色钉仓）离断胰
> 腺，并将胰腺断端闭锁。

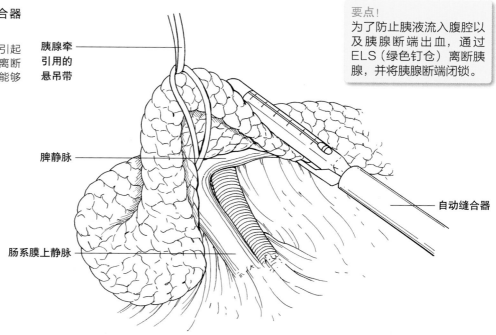

胰腺牵
引用的
悬吊带

脾静脉

肠系膜上静脉

自动缝合器

图 2-2-12　胰腺断端的处理

用自动缝合器离断胰腺后，在胰腺断端正上方的腹壁取 4 ~ 7cm 切口并安装切口保护器。在胰腺断端的两侧各缝一针支持线，用蚊氏钳除去主胰管上的闭合钉。插入胰管支撑管，在吻合前将胰液引出体外。主胰管去除闭合钉仍难以找到时，用剪刀将胰腺吻合侧断端的闭合线全部剪掉。因为断端已经缩窄，所以即使是小切口也可以轻易切除钉仓的闭合线。

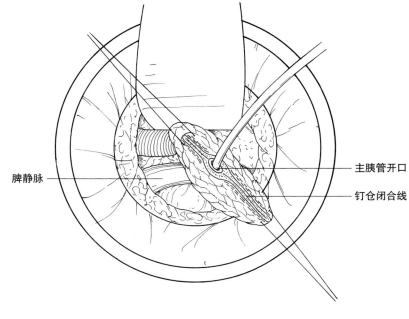

脾静脉

主胰管开口

钉仓闭合线

图 2-2-13　手套法

由于切口很小，所以可以采用手套法多次进行气腹。胰管支撑管的另一端通过手套引出到体外。

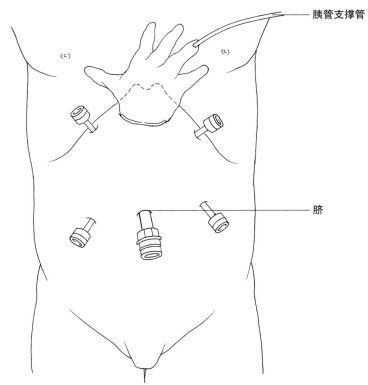

胰管支撑管

脐

胰管支撑管的另一端通过手套引出到体外。使用手套法再次建立气腹，腹腔镜下进行之后的切除操作和肝管空肠吻合（图 2-2-13）。

> **场景 5**　**切离、清扫剩余的胰头神经丛Ⅱ部和Ⅰ部**

术者站在患者右侧。如果能量器械（Energy device）的局部操作角度不好，可以将腹腔镜经图 2-2-6 ③的戳卡进入，能量器械经图 2-2-6 ①（脐部）的戳卡进行操作。

术者将胰头向右侧牵拉，助手向左侧轻轻牵引 SMV、PV。使用 LCS 和 VSS，或者 TSD，将剩余的胰头神经丛 II 部和 I 部切离（图 2-2-14A）。

正如 ▶场景 3 中解说的那样，在本操作之前已经将 JA1、IPDA 从根部切断，另外在 SMA 左侧已经将 SMA（神经丛）自背侧向左侧愈合的胰头神经丛 II 部切除（图 2-2-2），这样就不需要过度地向右侧牵拉胰头，术野也比较容易展开（图 2-2-14B）。

助手将 PV 向腹侧前方托起，能观察到胰头神经丛 I 部向腹腔动脉干条索样走行。一边看清楚胰腺钩突的界线，一边切除该神经丛（图 2-2-15）。

图 2-2-14 **胰头神经丛的切离、清扫**

胰头向右侧牵拉，助手向左侧轻轻牵引 SMV、PV。使用 Laparoscopic coagulating share 和 Vessel sealing system，或使用 Tissue sealing device 将剩余的胰头神经丛 II 部和 I 部切离（A）。在 SMA 左侧已经将 SMA（神经丛）自背侧向左侧愈合的胰头神经丛 II 部切除的话，不用过度向右侧牵拉胰头，也比较容易展开术野（B）。

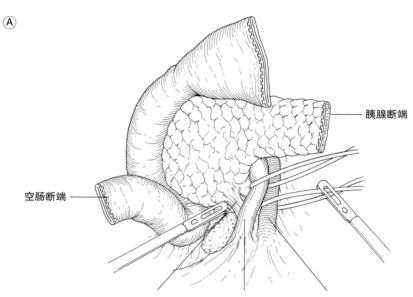

Ⓐ

胰腺断端

空肠断端

胰头神经丛 II 部　肠系膜上静脉　肠系膜上动脉

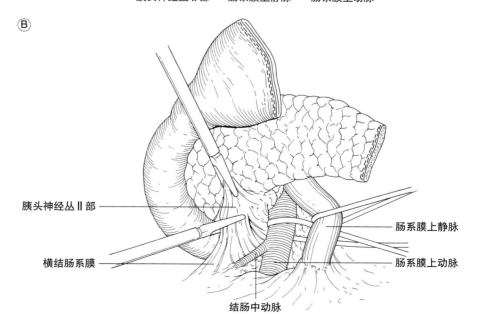

Ⓑ

胰头神经丛 II 部

横结肠系膜

肠系膜上静脉

肠系膜上动脉

结肠中动脉

图 2-2-15　胰头神经丛Ⅰ部
　　　　　　的切离、清扫

在门静脉背侧，胰腺钩部和腹腔
动脉干之间可以清楚地描绘出胰
头神经丛Ⅰ部。

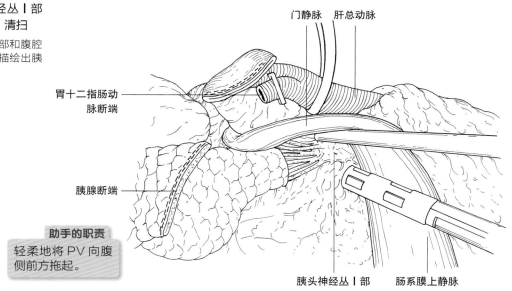

门静脉　肝总动脉

胃十二指肠动
脉断端

胰腺断端

助手的职责
轻柔地将 PV 向腹
侧前方拖起。

胰头神经丛Ⅰ部　　肠系膜上静脉

▶ **场景 6**　**肝十二指肠韧带内的剥离（Skeletonizing）和胆囊的游离、胆管的切离**

　　除了游离胆囊以外，术者都站在患者右侧操作。结合腹腔镜的轴和镊子方向，从足侧向头侧进行肝十二指肠韧带的骨骼化（Skeletonizing）。将胆囊从肝脏上剥离下来，确认肝右动脉的走向，显露肝总管。为了尽量减少术中胆汁的污染，将胆管的切离放在整个切除操作的最后阶段。吻合侧的肝总管在吻合操作前用阻断夹夹闭，切除侧的胆管用线结扎，切除过程中流出的胆汁需仔细吸引。最后，将切除脏器从肝右动脉、门静脉右支上游离开，完成切除（图 2-2-16）。

图 2-2-16　吻合前的局部状况

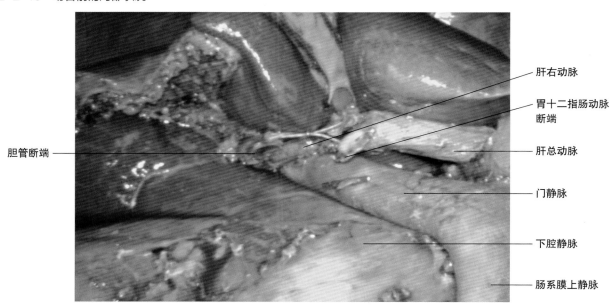

胆管断端

肝右动脉

胃十二指肠动脉
断端

肝总动脉

门静脉

下腔静脉

肠系膜上静脉

肝十二指肠韧带骨骼化的同时，将胆管在肝总管处切断，完成切除。

（引用自：中村慶春，田尻　孝，内田英二：腹腔鏡下膵頭十二指腸切除術. 膵臓の内視鏡外科手術. メジカルビュー社; 東京: 2010; 126-139.）

经提前制作的小切口将切除的脏器取出至体外。将胰腺切除断端（PCM）和胆管切除断端（BCM）进行快速病理检查，两处都要确认是否为癌浸润阴性。在此期间，经小切口用生理盐水仔细清洗腹腔。因为小切口的位置在胰腺断端的正上方，可以使用开腹手术的吸引器管，在直视下用大量的生理盐水清洗干净。

> **要点!**
>
> 从预防肿瘤细胞的种植和感染的观点出发，重建手术前使用足量生理盐水冲洗是非常重要的。

▶ 场景7　重建手术

采用与笔者所在科室开腹 PD 相同方法进行 II 型重建，按照肝管空肠吻合→胰腺空肠吻合→胃空肠吻合·Braun 吻合的顺序进行吻合操作（图 2-2-17）。胰腺空肠吻合和胃空肠吻合·Braun 吻合是经由胰腺断端正上方的小切口直视下进行的，只有肝管空肠吻合是在腹腔镜下进行操作的。

1. 腹腔镜下肝管空肠吻合

在结肠中动脉右侧切开横结肠系膜，将空肠经结肠后提到横结肠头侧。使用 LCS 在预定进行肝管空肠吻合的部位打开一个吻合用的小孔。在胆管前壁中央缝一针支持线，助手把持支持线，运针时胆管口能够很好地展开（该支持线对后壁的运针尤为有效）。一般来说，术者站在患者的左侧，从胆管的右侧向左侧，首先连续缝合后壁。接着，前壁也从右侧向左侧进行连续缝合。缝合线使用 4-0 PDS 线（图 2-2-18）。但是，如果胆管壁很薄、很脆弱，为了不撕裂胆管壁，要从空肠侧进针。

图 2-2-17　笔者所在科室重建手术的模式

采用与笔者所在科室开腹胰十二指肠切除术相同的方法进行 II 型重建，按照肝管空肠吻合→胰腺空肠吻合→胃空肠吻合·Braun 吻合的顺序进行吻合操作。肝管空肠吻合在腹腔镜下操作，胰腺空肠吻合和胃空肠吻合·Braun 吻合是经胰腺断端正上方的小切口直视下进行的。

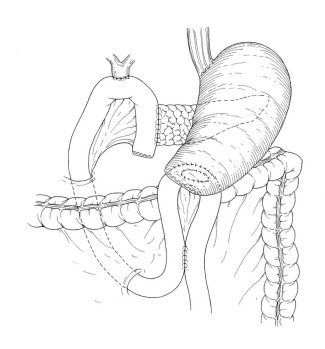

图 2-2-18　**腹腔镜下的肝管空肠吻合**

一般来说，术者站在患者的左侧，从胆管的右侧向左侧，首先连续缝合后壁。接着，前壁也从右侧向左侧进行连续缝合。缝合线使用 4-0 PDS 线。

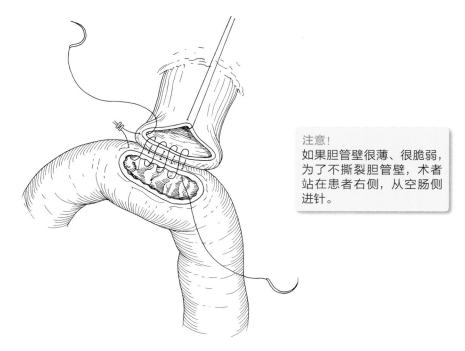

注意！
如果胆管壁很薄、很脆弱，为了不撕裂胆管壁，术者站在患者右侧，从空肠侧进针。

通常不留置胆道内引流管，利用 RTBD 进行胆道减压的外引流方法在以前已经有详细讲解，在这里就不再赘述。

2. 胰腺空肠吻合和消化道吻合

胰腺空肠吻合和胃空肠吻合时，术者站在患者右侧，利用取出切除脏器的小切口进行。笔者所在科室的胰腺空肠吻合采用与开腹 PD 相同的柿田变法进行。以前胰腺实质的运针使用 3-0 PDS 直针，但是现在离断胰腺变成了使用 ELS 进行，除了主胰管开口部，胰腺断端都已经被缩窄了，所以最近会选择使用 3-0 polygalactin 曲针进行结节缝合、端侧吻合。胰管空肠黏膜吻合使用 5-0 PDS 线（图 2-2-4A），缝合线的结扎是在直视下进行的，可以充分利用手指的触觉确实地进行操作（图 2-2-4B）。因为可以像开腹 PD 一样进行胰腺空肠吻合，所以可以放心地完成手术。

> **要点！**
>
> 为了顺利地进行这些操作，将切口位置选择在胰腺断端的正上方是重要的关键点。胃空肠吻合·Braun 吻合都是通过该切口在直视下使用 ELS 完成的。

▶ 场景 8　冲洗腹腔和留置引流管

在腹腔镜下用生理盐水充分冲洗腹腔，确认没有出血和胆汁漏。将胰管支撑管的另一侧经腹壁引出体外。

腹腔内留置两个封闭式引流管。其中一个经肝管空肠吻合部位的前方放置在胰腺空肠吻合的上缘，另一个放置在胰腺空肠吻合的下缘（图 2-2-19）。

▶ 场景 9　关腹

用可吸收线缝合腹膜、筋膜和皮肤。

图 2-2-19　**重建结束时**

将胰管支撑管的另一侧经腹壁引出体外。腹腔内留置两个封闭式引流管。其中一个经肝管空肠吻合部位的前方，放置在胰腺空肠吻合的上缘，另一个放置在胰腺空肠吻合的下缘。

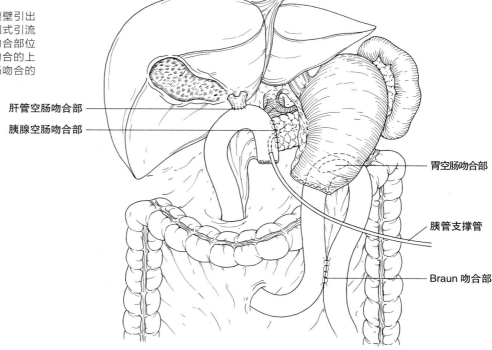

肝管空肠吻合部

胰腺空肠吻合部

胃空肠吻合部

胰管支撑管

Braun 吻合部

● 写在最后

　　腹腔镜手术的最大优势是增强了术者的视觉能力，这在 PD 中也非常有用。在本文中，重点围绕如何最大程度利用这一优势，在 Lap-PD 中展开手术视野。

　　另外，灵活利用取出切除脏器的腹壁小切口进行胰腺消化道吻合，使用 ELS 进行胰腺离断的优势也有所提及。因为笔者采用的手术方式是将开腹 PD 的手术方法，以及手术顺序原封不动地应用到 Lap-PD 中，所以从安全性和根治效果上来看也是很好的手术方法。

◎ 参考文献

[1] Dulucq JL, Wintringer P, Mahajna A: Laparoscopic pancreaticoduodenectomy for benign and malignant diseases. Surg. Endosc 2006; 20: 1045-1050.

[2] Palanivelu C, Jani K, Senthilnathan P, et al: Laparoscopic pancreaticoduodenectomy: technique and outcomes. J Am Coll Surg 2007; 205: 222-230.

[3] Mesleh MG, Stauffer JA, Asbun HJ: Minimally invasive surgical techniques for pancreatic cancer: ready for prime time?. J Hepatobiliary Pancreat Sci 2013; 20: 578-582.

[4] Kim SC, Song KB, Jung YS, et al: Short-term clinical outcomes for 100 consecutive cases of laparoscopic pylorus-preserving pancreatoduodenectomy: improvement with surgical experience. Surg Endosc 2013; 27(1): 95-103.

[5] Nakamura Y, Matsumoto S, Matsushita A, et al: Pancreaticojejunostomy with closure of the pancreatic stump by endoscopic linear stapler in laparoscopic pancreaticoduodenectomy: a reliable technique and benefits for pancreatic resection. Asian J Endosc Surg 2012; 5: 191-194.

[6] Nakamura Y, Uchida E, Nomura T, et al: Laparoscopic pancreatic resection: some benefits of evolving surgical techniques. J. Hepatobiliary Pancreat Surg 2009; 16: 741-748.

[7] 中村慶春, 田尻　孝, 内田英二: 腹腔鏡下膵頭十二指腸切除術. 膵臓の内視鏡外科手術. メジカルビュー社; 東京: 2010; 126-139.

[8] 中村慶春, 松本智司, 吉岡正人ほか: 腹腔鏡下膵切除術における標準化を目指した手術手技の工夫. 手術 2011; 65: 1789-1794.

[9] Kakita A, Yoshida M, Takahashi T: History of pancreaticojejunostomy in pancreaticoduodenectomy: development of a more reliable anastomosis technique. J Hepatobiliary Pancreat Surg 2001; 8: 230-237.